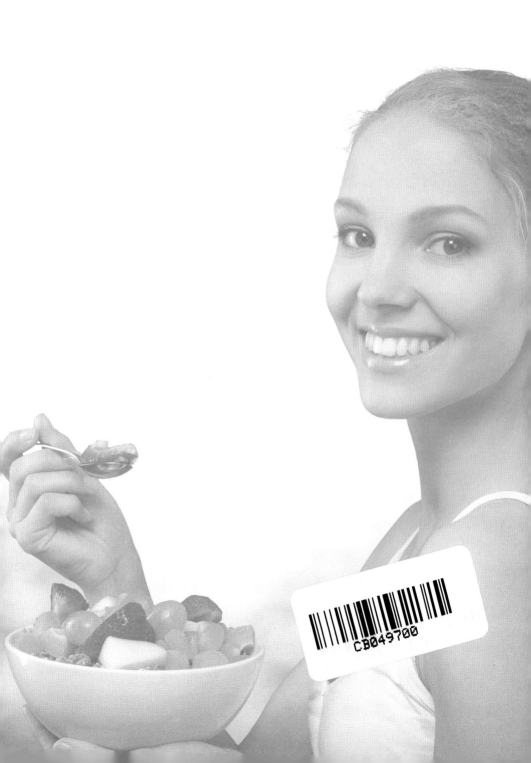

IGNACIO CHAMORRO BALDA

# Terapia Clark
SAÚDE E PREVENÇÃO PARA TODAS AS IDADES

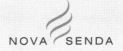

TERAPIA CLARK – SAÚDE E PREVENÇÃO PARA TODAS AS IDADES
Copyright© Editora Nova Senda

Revisão: Rosemarie Giudilli
Projeto gráfico: Décio Lopes

DADOS INTERNACIONAIS DE CATALOGAÇÃO DA PUBLICAÇÃO

Chamorro, Ignacio

Terapia Clark: saúde e prevenção para todas as idades / Ignacio Chamorro Balda. Editora Nova Senda. São Paulo. 2ª edição – set/2023.

ISBN 978-65-87720-25-8

1. Saúde  2. Medicina Alternativa  I. Título.

Proibida a reprodução total ou parcial desta obra, de qualquer forma ou por qualquer meio, seja eletrônico ou mecânico, inclusive por meio de processos xerográficos, incluindo ainda o uso da internet sem a permissão expressa da Editora Nova Senda, na pessoa de seu editor (Lei nº 9.610, de 19.02.1998).

Direitos exclusivos reservados para Editora Nova Senda.

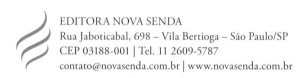

EDITORA NOVA SENDA
Rua Jaboticabal, 698 – Vila Bertioga – São Paulo/SP
CEP 03188-001 | Tel. 11 2609-5787
contato@novasenda.com.br | www.novasenda.com.br

# Dedicatória

Dedico este livro a várias pessoas que estão comigo em todos os momentos, dentre elas, a Doutora Clark, que me ensinou a aprender e o Doutor Fermín Moriano, que me ajudou a não desistir.

Meu pai, Fernando Chamorro, com quem aprendi o que significa força de vontade.

Meus avós, os Doutores Ignacio Balda e Jesus Chamorro, dos quais herdei a minha vocação.

Obrigado. A vocês, devo tudo o que sou profissionalmente.

# Agradecimentos

Gostaria de expressar os meus sinceros agradecimentos, em primeiro lugar, aos meus pacientes, pela confiança em mim e na Terapia Clark.

A Jose Luis Mateo, sem cuja ajuda não teria sido possível concluir este trabalho.

A José Antonio Campoy, pela sua honestidade, coragem e apoio ao mundo da saúde.

À minha mãe, que me deu a vida.

E é claro a ti, Zara, você me acompanhou por tantos anos. Eu levo no meu coração.

Agradeço também ao CDC (Centros de Controle e Prevenção de Doenças) e DPDx (Laboratório de Identificação de Parasitas de Responsabilidade Pública) que me permitiram usar algumas das fotografias exibidas neste trabalho.

Da mesma forma, quero expressar a minha gratidão aos autores que cederam imagens para ilustrar este livro:

Sherif Zaki e Wun-Ju Shieh, pela imagem de príons.

James Gathany, pela imagem mosquito Anopheles e a imagem de Áscaris lumbricoides.

# Aviso ao leitor

O que este livro oferece não são conselhos médicos, mas sim conceitos baseados na naturopatia, nutrição ortomolecular e biorressonância.

Sempre que precisar de orientação médica consulte um médico de confiança. As recomendações aqui não implicam necessariamente que a medicina convencional esteja de acordo com elas.

Para desenvolver este livro nós não nos baseamos em análises clínicas e exames médicos.

Os resultados baseiam-se na análise e controle com o "sincrômetro (*é um dispositivo que vasculha o corpo e detecta parasitas, bactérias, vírus...*") e nas pesquisas conduzidas pela Dr.ª Hulda Clark.

O objetivo deste livro é ajudar os leitores em seu caminho para a saúde.

De acordo com os resultados obtidos pela Dr.ª Hulda Clark, o Sincrômetro pode detectar vestígios tóxicos demasiados pequenos que não podem ser capturados no laboratório.

O Sincrômetro não fornece resultados quantitativos sobre as substâncias contidas no produto. Isso só pode ser obtido em laboratório.

O controle de saliva através da qual foi desenvolvida a Terapia Clark não constitui um diagnóstico médico. Ele pode ser chamado de "controle bioenergético". Este sistema de medição não está relacionado com a medicina ocidental convencional e, por conseguinte, o efeito nesta medicina não é relevante nem reconhecido.

# Sumário

Introdução ...................................................................................23

O que é a Terapia Clark ...............................................................27

O que é um Parasita? ..................................................................29

Diferentes Tipos de Agentes Patogênicos ....................................31

Primeira Causa da Doença: Patógenos .........................................33

O Problema de Diagnóstico .........................................................37

Tipos de Parasitas ......................................................................39

Formas de Desparasitar ..............................................................49

O Sistema Digestivo, Base de Nossa Saúde .................................52

Programa Clark de Limpeza Intestinal + Óleo de Orégano ............62

Propriedades dos Suplementos Utilizados no Programa Intestinal ..............64

Programa Desparasitante Clássico para Adultos (a partir de 17 anos) ........70

Programa Desparasitante Clássico Infantil ....................................72

Programa Desparasitante Clássico para Pet ..................................74

Propriedades dos Suplementos Utilizados no Programa
de Desparasitação Clássica ..........................................................76

Programa de Desparasitação Áscaris ............................................78

Possíveis Sintomas de Desintoxicação Após a Desparasitação .......81

Eliminar Patógenos Alimentares ..................................................82

Os Verdadeiros Protagonistas – Nossas Doenças ..........................83

Doenças Autoimunes ..................................................................85

As Portas de Entrada e Saída dos Parasitas .................................90

Como é Diagnosticada a Presença de Parasitas no Organismo? ......93

Por que Ficamos mais Doentes Agora? .........................................96

O que é um Tóxico? ....................................................................98

Principais Fontes de Tóxicos ........................................................99

Estimulando nosso Sistema Imunológico.................................................103

Os Cinco Imunossupressores Básicos.................................................105

Por que os Metais Pesados são tão Perigosos? ...................................108

Como Evitar os Metais Pesados? .......................................................111

O Problema da Água ...........................................................................113

Como Apoiar o Nosso Sistema Imunológico? ...................................116

Eliminar Tóxico: os Órgãos Emunctórios e Limpeza Orgânica.........119

Limpeza Renal.....................................................................................120

Protocolo Clark de Limpeza Renal + Óleo de Orégano.....................122

Limpeza do Fígado .............................................................................125

Controvérsias na Limpeza do Fígado .................................................131

Protocolo de Limpeza do Fígado .......................................................133

Eliminação de Substâncias Tóxicas....................................................136

Programa de Desintoxicação de Metais Pesados e Outros Tóxicos...........137

Protocolo de Saúde Dr.ª Clark...........................................................141

Por Que Seguimos Estes Passos? .......................................................142

Outro Inimigo da Nossa Saúde: O Estresse Oxidativo .....................143

Cocktail Antioxidante da Terapia Clark ............................................148

Aparelhos usados na Terapia Clark....................................................149

Varizapper ...........................................................................................150

Pratos de Zappeo.................................................................................156

Varizapper de Alimentos.....................................................................161

Ozonizador ..........................................................................................163

Destilador de Água..............................................................................168

Fabricador de Prata Coloidal .............................................................170

Caixa de Luz de Espectro Total da Dr.ª Clark...................................175

Perguntas mais Frequentes Acerca da Terapia Clark .........................181

Produtos Clark.....................................................................................190

Programas Clark para Limpeza Orgânica I ........................................192

Guia de Produtos Utilizados na Terapia Clark ..................................195

Programas Clark de Limpeza Orgânica II ..........................................236

Aparelhos Clark...................................................................................247

# Prefácio
### de David P. Amrein

No verão de 1995, aconteceu algo que marcaria minha vida para sempre: peguei da mesa da minha mãe uma cópia do livro: *A cura para todos os cânceres*, da Dr.ª Hulda R. Clark.

Naquela época, eu era um estudante e estava fascinado pelos argumentos da Dr.ª Clark sobre a causa do câncer e outras doenças, considerando-se ser possível, de acordo com Dr.ª Clark, não apenas conseguir e se manter saudável, mas também curar doenças graves.

Tão incrível eram as alegações da Dr.ª Clark que despertou em mim curiosidade suficiente para viajar a San Diego e visitar a sua clínica, a fim de falar com seus pacientes e ver se a terapia realmente funcionava, e as pessoas eram curadas.

Para minha surpresa, seus pacientes me contaram acerca de suas melhorias e curas em casos considerados perdidos pela medicina ortodoxa. A base da Terapia Clark era simples, mas funcionava! Embora haja muita informação nos livros da Dr.ª Clark e, embora ela tenha publicado vários livros altamente técnicos ao longo de sua vida, os fundamentos da sua terapia continuam sendo simples: eliminar as causas da doença, para que o corpo possa se curar por si mesmo. As causas da doença são geralmente toxinas e parasitas, e os tratamentos são tão simples que a maioria das pessoas, a menos que sejam severamente afetadas pela doença, podem ser tratadas em suas próprias casas.

Da mesma forma que a Internet oferece às pessoas a oportunidade de se manter informadas, Dr.ª Clark colocou em nossas mãos o poder para recuperar a saúde.

Os trabalhos da Dr.ª Clark são tão fáceis de compreender e assimilar que qualquer um pode se beneficiar de seu conhecimento, alguns para se manter saudáveis, outros para alcançar bem-estar e muitos para ajudar um amigo ou conhecido na recuperação de sua saúde. Animais de estimação também podem se beneficiar dos protocolos Clark. Por isso, a Dr.ª incluiu em seus livros protocolos para melhorar a saúde de nossos animais.

Quando descobri o trabalho de Hulda R. Clark em 1995 e vi que representava um benefício "brutal" para a humanidade, decidi dedicar minha vida a difundir esse conhecimento e ajudar tantas pessoas quanto possível. Comecei com a primeira web sobre o Dr.ª Clark e publiquei muitos dos seus livros em diferentes idiomas para torná-los acessíveis para o mundo. Em 1995, embora a Dr.ª estivesse satisfeita com suas pesquisas, continuou trabalhando todos os dias, sete dias por semana, pesquisando para encontrar mais respostas, mais opções, mais tratamentos e caminhos mais rápidos, melhores e mais baratos para encontrar a cura. Ela trabalhou até o fim de seus dias, e seu último livro foi publicado depois de sua morte, um livro póstumo foi o ponto culminante de sua obra. Dr.ª Clark nos deixou oito livros que foram o resultado de 60 anos de pesquisa e 46 de prática médica.

E agora que a Dr.ª não está, cabe a nós continuarmos o seu legado. Eu sou grato porque, ao longo dos anos, terapeutas e pesquisadores qualificados de vários países (EUA, Itália, Alemanha, Espanha, França etc.) têm contribuído com o trabalho da Dr.ª Clark.

Um desses pesquisadores é Ignacio Chamorro, com quem estou colaborando desde o ano de 2005. Atualmente, é um dos terapeutas mais qualificados que trabalha com os protocolos Clark.

Além de traduzir vários textos e livros da Dr.ª Clark para o espanhol, ele tem treinado centenas de terapeutas e preparou recentemente um curso profissional de Terapia Clark para lograr a preparação completa dos terapeutas que querem trabalhar profissionalmente, o que seria equivalente a um Mestrado em Terapia Clark. Este enorme trabalho tem sido feito para continuar o legado da Dr.ª Clark e divulgá-lo pelo mundo todo, para que a grande maioria das pessoas possa se beneficiar dele.

O livro que você tem em suas mãos é um passo importante para atingir esse objetivo.

Os livros da Dr.ª Clark foram escritos tanto para especialistas quanto para "pessoas leigas" ou pacientes que queiram aprender rapidamente o básico da terapia e iniciá-la. Sua escrita é simples, fácil e prática, sem entrar em detalhes técnicos que não são estritamente necessários.

É meu sincero desejo que esta obra permita a mais pessoas ainda descobrir o trabalho da Dr.ª Clark e usá-lo em seu benefício. A informação só tem valor se for bem conhecida e utilizada. Espero que você consiga extrair o conteúdo importante deste livro e que ele possa ajudá-lo a se familiarizar com os conceitos básicos dos protocolos Clark, a fim de se tornar para você o caminho da saúde.

Perante as possíveis dúvidas que possam surgir, incentivo os leitores a procurar e a encontrar respostas nos livros da Dr.ª Clark e nos cursos organizados por Ignacio Chamorro ou outros terapeutas autorizados. Tentaremos responder às questões e perguntas que possam surgir.

Atenciosamente,

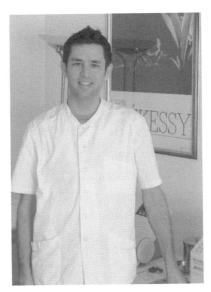

David P. Amrein
*Fundador Dr.ª Clark Research Association*

# Prefácio
### de José Antonio Campoy

Nos últimos 15 anos, já escrevi ou editei mais de duas mil notícias, bem como mais de mil artigos, entrevistas e relatórios, além de ler muitos autores diferentes, tudo sobre Saúde ou Medicina. Além disso, tanto por razões profissionais quanto por mero prazer, li durante esse mesmo período não menos de 150 livros de interesse e conteúdos diversificados tendo deixado outros tantos com a "leitura pela metade".

E me recusei a fazer prefácio de várias obras cujos autores tinham me dado a honra de pedir-me uma vez lidas, porque não considerei apropriado expressar a minha opinião tendo apreço aos seus autores. Sou incapaz de falar bem nem mesmo diplomaticamente ou elegantemente sobre algo que eu não gosto; então prefiro abster-me de fazê-lo. E tenho a impressão de que Ignacio Chamorro, autor deste livro, sabia muito bem quando pediu-me para fazer este prefácio, o que demonstra que ele está firmemente convencido de que seu livro é de interesse comum, além de razoável. *Terapia Clark – saúde e prevenção para todas as idades* é um compêndio de informações práticas, e eu asseguro que irá agradar tanto aos profissionais da saúde quanto ao público em geral.

Pode-se argumentar que o seu autor não é nenhum médico, nem tão pouco seus avós paternos e maternos o eram, também não é biólogo, químico ou farmacêutico, motivo pela qual o leitor poderia duvidar o que dele se diz, o que seria um equívoco, uma vez que Ignacio Chamorro não plasma suas próprias ideias ou convicções, mas sim compartilha e assume totalmente o conteúdo da falecida Dr.ª, personagem de indiscutível prestígio mundial que exerceu a sua carreira durante 46 anos sincronizados com uma investigação exaustiva que se estendeu nada mais que 60 anos, resultando em sete livros, o último dos quais viria à público no início de setembro de 2009, um mês antes de seu aniversário de 81 anos.

Hulda R. Clark, nascida em 18 de outubro 1928 na antiga União Soviética – seio de uma família menonita – imigrou para o Canadá com seus pais quando tinha 11 anos. Licenciada em Fisiologia e Biologia pela Universidade de Saskatchewan (Canadá) e formada em Fisiologia Celular e Biofísica pela Universidade de Minnesota (EUA), acabou trabalhando na função de naturopata, boa parte de sua vida. Até que começou a ser assediada pelas autoridades de saúde dos Estados Unidos por causa de sua afirmação de que a origem de todas as chamadas "doenças", incluindo as crônicas, degenerativas, autoimunes e o câncer está na intoxicação ambiental – incluindo ar poluído, a má qualidade da água e as toxinas presentes nos alimentos que comemos tanto nós quanto os animais, os deficit nutricionais, o desumano estresse oxidativo atual em nossos corpos e as infecções parasitárias e microbianas que afligem o mundo de hoje, razão que a obrigou a se mudar para o México, onde exerceu a sua atividade profissional até o fim da vida. Na verdade, antes de sua morte, apesar de sua idade avançada, conduzia o "Century Nutrition Clinic", de Tijuana. Sua morte não impediu que continuasse a ser injuriada e difamada gratuita e injustamente por aqueles que durante anos tentaram silenciar ou ridicularizar seu magnífico trabalho. Quanto ao conhecimento que ela adquiriu, conseguiu plasmá-lo em sete livros publicados em inglês e alguns em espanhol, alemão, italiano, russo e mongol: *A cura de todos os cânceres, A cura de todos os cânceres avançados, A prevenção de todos os tipos de câncer, Cura e prevenção de todos os tipos de câncer, A cura do HIV e a AIDS, o Manual de laboratório do Sincrômetro e a Cura de todas as doenças.*

Devo acrescentar que quem escreve este livro teve a honra e o prazer de conhecer a Dr.ª Clark pessoalmente, já que ela foi a responsável pelo encerramento do II Congresso Internacional sobre tratamentos complementares e tratamentos alternativos de câncer, sob os auspícios da Associação Mundial de Pesquisa do Câncer (WACR), que tenho a honra de presidir, e o patrocínio de Discovery DSALUD (www.dsalud.com) – Publicação que tenho o prazer de dirigir – evento realizado no Palácio de Congressos e Exposições de Madrid em 26 e 27 de Maio de 2007. Congresso ao que precisamente a Dr.ª participou deslocando-se do México tendo já 78 anos graças à intervenção de Ignacio Chamorro, de quem certifico professava carinho cativante por ela.

O autor deste livro conheceu muito bem a Dr.ª Hulda Clark, tanto pessoal quanto profissionalmente. Não foi em vão que passou com ela muito tempo em sua clínica em Tijuana, além de também ter traduzido ao espanhol algumas de suas obras. Aval mais do que o suficiente para saber que o livro a que tenho a honra de prefaciar é fiel às suas ideias e postulados. Porque este livro é, acima de tudo isso, uma tentativa complexa e obviamente difícil de resumir em poucas páginas a essência das suas descobertas, que, dado o volume de trabalho publicado pela Dr.ª Clark não deve ter sido fácil. E sinceramente, acredito que Balda tenha sido bem sucedido. Porque invés de justificar cada uma das afirmações da doutora ele optou por resumi-las e assumi-las, sabendo que qualquer pessoa interessada em aprender mais sobre cada aspecto das afirmações tem à sua disposição os 7 livros que Clark publicou (na verdade, ela escreveu 8 livros, o primeiro não estava relacionado à saúde).

Balda escreveu, em suma, uma obra caracterizada pelo pragmatismo. Explica o fundamento das bases que sustentam o que Hulda Clark postulava, mas, acima de tudo, resume lucidamente como qualquer pessoa pode enfrentar não apenas um problema de saúde menor senão uma doença grave do tipo crônico, autoimune ou degenerativo, inclusive o câncer.

Pode se pensar que tal coisa não seja possível porque cada condição requer protocolo de tratamento específico, mas tal afirmação não passa de uma falácia passivamente assumida pela grande maioria dos médicos, aos quais desde à escola médica é escondida muita informação, enquanto são programados mentalmente para aceitar sem reserva as verdades estabelecidas e transmitidas pela primeira vez por seus "mestres" em universidades e depois pelos "líderes" da opinião médica quando recebem seus diplomas; e, portanto, perguntam-se aterrorizados o que fazer perante um doente real, já que a grande maioria depois de formada é incapaz de diagnosticar 99% das chamadas "doenças" que eles sabem que existem – hoje dezenas de milhares, e muito menos como tratá-las, pois eles estão convencidos que a maioria é de origem "idiopática" – em termos de não ocultamento, de causa ou causas desconhecidas, mas depois eles sugerem "possíveis fatores de risco" para lidar com drogas meramente paliativas.

A realidade é que as doenças não existem e que toda a patologia que afeta o ser humano tem as mesmas causas, como descrito acima, de modo que o tratamento deve ser sempre o mesmo: nos desintoxicar completamente, controlarmos o que respiramos, bebermos e comermos eliminando alimentos aos quais somos alérgicos ou intolerantes, aprendermos a prepará-los sem esquentar excessivamente, fritar ou colocá-los no micro-ondas, evitarmos o consumo de alimentos processados ou enlatados, bem como aqueles contendo aditivos sintéticos (conservantes, corantes, aromas, aromatizantes, emulsionantes, espessantes, agentes gelificantes ou adoçantes artificiais), bebermos apenas água pura de manancial e de baixa mineralização, ou, ainda melhor, destilada, não ingerirmos alimentos transgênicos, descartarmos o consumo de drogas iatrogênicas, não usarmos produtos sintéticos prejudiciais, não fumarmos ou tomarmos drogas, evitarmos a radiação eletromagnética artificial e telúrica, tomarmos banhos de sol, fazermos exercício, descansarmos o suficiente, de forma inteligente resolvermos os problemas psicoemocionais, removermos do corpo todo o possível parasita ou micróbio patógeno e, quando necessário, completarmos a dieta ortomolecular.

Neste trabalho, Ignacio Chamorro Balda apresenta a proposta da Dr.ª Clark para tratar de questões mais complexas, protocolos específicos, resultado de muitas décadas de estudo e pesquisa, e de fácil alcance do público em geral e não apenas dos profissionais da saúde. Um conhecimento que está resumido no acompanhamento de alguns passos simples:

- Beba água de preferência destilada e inclusive cozinhe com ela.
- Respire ar limpo.
- Faça exercícios moderados diariamente.
- Coma somente produtos orgânicos e não transgênicos, isentos de pesticidas, herbicidas, fungicidas, inseticidas, fertilizantes químicos e aditivos sintéticos.
- Não use roupas ou produtos de higiene que contenham produtos químicos sintéticos.
- Não coma alimentos fritos, enlatados, pré-cozidos, ou esquentados no micro-ondas.
- Elimine o uso de drogas, incluindo o tabaco, álcool e drogas sintéticas iatrogênicas que assolam nossa sociedade.
- Elimine qualquer restauração de amálgama dental (certificando-o corretamente).
- Evite a poluição eletromagnética.

- Certifique-se de tomar banho de sol diariamente durante as horas certas e quando não for possível considerar o uso de uma lâmpada de luz de espectro total.
- Estimule o sistema imunológico, e quando necessário nutra o corpo com suplementos ortomoleculares.
- Desintoxique o corpo, limpe os intestinos, rins e fígado com protocolos e dispositivos desenvolvidos pela Dr.ª Clark para se livrar de possíveis parasitas, agentes patogênicos e toxinas (incluindo metais pesados).

Trata-se de um programa eficaz de saúde projetado pela Dr.ª Clark e que Ignacio Chamorro Balda dá conta em sua obra de forma simples, explicando como usá-lo. Refiro-me ao destilador de água, ao Varizapper, ao Zappicator, ao Ozonizador, à fabricante de prata coloidal e à caixa chamada luz de espectro total. E, claro, para os produtos testados e propostos pela Dr.ª Clark, por um lado, que ajudam a desintoxicar o corpo e, em segundo lugar, para nutri-lo adequadamente, equilibrá-lo energética e bioquimicamente, e impulsionar o sistema imunológico.

Finalizo estas linhas dizendo que tenho informação suficiente para saber que o postulado pela Dr.ª Hulda Clark – sem entrar em possíveis matizes que não alteram a essência desta afirmação – está correta, como mostram os resultados obtidos por milhares de pacientes que utilizaram as suas sugestões. Por isso, não hesito em felicitar Ignacio Chamorro Balda pelo seu excelente trabalho de síntese.

José Antonio Campoy
*Diretor de Discovery DSALUD Presidente da*
*World Association for Cancer Research (WACR)*

# Introdução

á alguns anos, comecei minha carreira no mundo da saúde, no início dedicado exclusivamente à nutrição e suplementação para atletas de elite. Este setor ensinou-me muitas coisas que não são levadas em conta pelos profissionais do esporte e muito menos por pessoas comuns, incluindo algo fundamental como a prevenção de desequilíbrios da saúde, sejam elas lesão, doença, sobrecarga física, mental etc., antes que elas ocorram.

Todos temos em mente a ideia de que quando algo dá errado em nosso corpo ou mente a solução é ir ao médico para nos curar, a maioria das vezes sem entrar em detalhe do que nos acontece, sempre deixando-o nas mãos de "profissionais da saúde", sem perguntar por que desse desequilíbrio e como preveni-lo. Fomos ensinados a pensar que é normal ficarmos doentes, que nos lesionamos, há subida da pressão arterial e açúcar em uma determinada idade, que a osteoartrite e a osteoporose são parte da nossa vida, que pouco pode ser feito, exceto suavizar os efeitos da doença ou atrasá-los, temos de tomar medicamentos, muitas vezes tóxicos (que na maioria dos casos vai afetar nossa saúde provocando sérios danos). Fomos ensinados a pensar que é normal quando não é.

No mundo esportivo, muitas vezes observava com tristeza como alguns atletas finalizavam as suas carreiras por lesões repetidas, que em muitos casos vieram de deficiências nutricionais graves mantidas durante muito tempo, ou de infecções crônicas não detectadas, o que implicou uma diminuição do desempenho, problemas no metabolismo etc., por não seguir algumas orientações básicas que deveriam ter sido fornecidas por aqueles que eram responsáveis pela sua saúde. E tudo isso por ignorância.

Outro exemplo dessa ignorância nós podemos ver, olhando para grande parte da população que nunca ouviu falar de metais pesados, e até certo ponto isso pode ser normal; o que não é normal é vermos muitas pessoas responsáveis pela nossa saúde não saberem nada sobre essa toxicidade e os problemas que podem nos causar direta ou indiretamente. É estudado, é publicado e está na internet, então por que os profissionais da saúde não se interessam pelo assunto? Eu sinceramente acredito que seja porque o termo "prevenção" ainda não esteja presente no disco rígido de muitos destes profissionais de saúde, uma vez que eles foram formados para prescrever e não para prevenir.

É muito comum que eles prescrevam medicamentos contendo alumínio e outros tóxicos apenas como prevenção, independentemente dos possíveis efeitos secundários conhecidos. Além disso, o que eu tento enfatizar neste livro é que devemos prevenir e tratar, buscando a origem do problema e não apenas agir contra os sintomas. Quantas pessoas conhecemos com anemia contínua a quem a única coisa que é aconselhado a tomar é o ferro, sem olhar para as possíveis causas desta anemia (parasitose, intoxicação por metais, oxidantes em excesso etc.). Provavelmente muitos. Isso acontece com a nossa saúde e deve mudar. Temos de começar a prevenir e, é claro, melhorar a nossa qualidade de vida. E o que é mais importante: nós mesmos devemos começar a tomar conta da nossa saúde de forma preventiva, acompanhando uma série de princípios básicos muito eficazes. Mas, sabemos também que devemos fazê-lo sem atacar o nosso corpo com fármacos que na sua maioria têm mais efeitos colaterais do que benefícios potenciais.

Neste livro, meu objetivo é mostrar ao leitor os princípios de saúde criados pela minha relembrada Dr.ª Clark, princípios que visam eliminar a causa de praticamente todos os problemas de saúde que são dois: toxinas e agentes patogênicos. Acredite em mim, esses dois fatores são a causa da maioria das doenças e em muitos casos diminuem o desempenho físico ou mental, seja você uma pessoa normal seja você um atleta de elite. Todos devem tomar um suplemento nutricional, se quiserem viver mais e melhor. Possivelmente, há algumas décadas essa providência não seria tão necessária quanto agora, porque talvez os nossos avós não estivessem tão expostos a substâncias tóxicas como nós estamos hoje no nosso meio ambiente: água, comida, ar, higiene etc.

Esta é a razão fundamental pela qual temos de ajudar nosso corpo a eliminar tóxicos tanto quanto patógenos através de certos suplementos para desintoxicar o fígado, rins, intestinos etc.

Naturalmente, que há anos existem parasitas tanto quanto agora, no entanto a população não estava tão intoxicada e podia se defender com o seu sistema imunológico, agora não. Hoje, nós simplesmente olhamos à nossa volta e vemos "epidemias" de doenças degenerativas, mentais, autoimunes etc., e analisamos os resultados dos tratamentos convencionais.

Receba com este livro um guia que possa ajudar você e sua família a prevenir e a melhorar a sua saúde, porque *a informação sobre a saúde e a prevenção é um direito de todo ser humano,* por mais que certos setores desejem que continuemos ignorantes acerca deste assunto. Aqui, eu ofereço uma pequena parte, mas valiosa, da pesquisa de uma cientista chamada Hulda R. Clark.

Espero, sinceramente, que este livro possa ajudá-lo.

Ignacio Chamorro Balda
*Madrid*

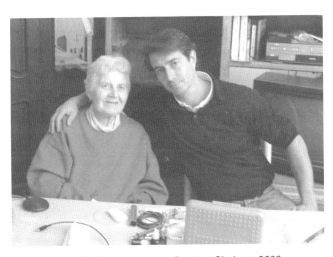

*Ignacio Chamorro com a Doutora Clark em 2008*

# O que é a Terapia Clark

Terapia Clark é um sistema de autocura criado pela Dr.ª Hulda R. Clark, pesquisadora russa que descobriu a fonte de 95% das doenças derivadas da presença de parasitas e toxinas no corpo.

Esse sistema de autocura trata da remoção desses patógenos e tóxicos do corpo que recupera a sua função normal por si só, ou seja, não o induz a mudar suas funções naturais. Basta limpar o corpo desses dois elementos estranhos para que ele comece a recuperar a sua funcionalidade e saúde.

A principal característica da Terapia Clark é que trata o corpo como um todo, entendendo que os órgãos estão inter-relacionados, pelo que a sobrecarga ou parasitismo de um deles, além de afetá-lo, terá impacto direta ou indiretamente no funcionamento de outros órgãos e, portanto, de todo o organismo. Essa visão se opõe a outro tipo de medicina, em que há um especialista que lida apenas com órgãos que abrangem a sua especialidade, em que se entende que a saúde desse órgão ou sistema orgânico dependerá de um tratamento específico, mas sem a compreensão de que provavelmente a origem da doença ou sintomas pode ser encontrada em outro órgão ou sistema.

Nosso corpo é um todo e devemos tratá-lo como tal. Entendemos, por exemplo, que uma doença de pele seja provavelmente um reflexo de um parasitismo ou excessiva toxicidade hepática, ou que se ficarmos deprimidos seja possivelmente uma resultante de sujidade excessiva intestinal. Esta é a razão pela qual, na maioria dos casos, os tratamentos recomendados por alguns profissionais de saúde muitas vezes apenas atenuam alguns sintomas e raramente curam a patologia, uma vez que não vão à origem do mesmo, simplesmente só enxergam a "ponta do iceberg".

Por outro lado, na Terapia Clark nunca devem ser usados remédios que podem ser prejudiciais ou tóxicos para o nosso corpo. Simplesmente, usamos remédios recomendados pela nutrição ortomolecular, tais quais vitaminas, minerais, extratos de ervas etc.

Nos últimos anos têm se beneficiado da Terapia Clark centenas de milhares de pessoas ao redor do mundo, tratadas de muitos problemas de saúde: diabetes, hepatite, síndrome do intestino irritável, doença de Crohn, infertilidade, depressão, câncer, AIDS, todo tipo de dores, artrite, dermatite, psoríase e muito mais. Nós temos alta porcentagem de melhorias e soluções completas para o problema e, o que é mais importante: *seguras para a sua saúde.*

| SAÚDE (Recuperação e manutenção) | Eliminação de parasitas |
|---|---|
| | Eliminação de substâncias tóxicas (Elas são imunossupressoras e promovem o desenvolvimento dos agentes patogênicos) |

Com esses dois princípios podemos parar ou retardar a evolução de quase todas as doenças e, numa percentagem elevada, eliminá-las completamente.

# O que é um Parasita?

É um organismo que entra em nosso corpo para abrigo e comida, e uma vez instalado nele começa a se multiplicar para garantir a sua sobrevivência. Parasitas podem nos causar danos, direta ou indiretamente: além de alterar as nossas funções, quebrar os nossos tecidos e roubar nossos nutrientes, podem nos intoxicar com produtos derivados de seu metabolismo.

| | |
|---|---|
| **Os parasitas podem:** | Alterar nossas funções |
| | Romper nossos tecidos |
| | Roubar nutrientes |
| | Intoxicar nosso corpo |

A verdade é que, enquanto outros setores da medicina não estão muito preocupados com os parasitas, devemos saber que *sempre* vão nos prejudicar.

Na Terapia Clark a origem da maior parte das doenças tem uma base parasitária. Mas, também devemos mencionar que existem outros tipos de patógenos envolvidos em muitas doenças, ou por serem diretamente os responsáveis pela doença, ou por colaborarem na deterioração de nossas funções com outros patógenos. Isto significa que é raro que se encontre uma única família de agentes patogênicos numa dada doença e, embora o diagnóstico dado ao paciente seja para um tipo de vírus, bactérias, protozoário, fungo ou parasita, há sempre várias famílias distintas de agentes patogênicos que trabalham em estreita união. Isto é o que a Dr.ª Clark chamou de " gangue de agentes patogênicos". No entanto, sempre vamos dar o papel de protagonistas, em nossos distúrbios, aos parasitas, porque eles são a origem destes, ou por causar dano diretamente, ou porque internamente são portadores de bactérias, vírus, protozoários e fungos. Curioso, será verdade? Agora podemos finalmente entender o porquê dessas infecções bacterianas que não se resolvem após longos meses de tratamento com antibióticos, ou aquelas candidíases recorrentes durante anos e também as recidivas de certas infecções localizadas. A razão é simplesmente que se atacou o patógeno que estava se manifestando em um determinado momento sem entender que tinha de se tratar também o seu portador, ou seja, uma ou várias famílias de parasitas.

Este fato foi descoberto pela Dr.ª Clark quando ela começou a experimentar o Varizapper (dispositivo de sua criação acerca do qual será discutido mais tarde) para eliminar parasitas do organismo, percebendo que ao morrerem os parasitas saíam de seu interior outros patógenos, em sua maioria bactérias e fungos, que não tinham sido previamente detectados em ensaios ou estudos. Além disso, quando começavam a remover as bactérias pelo sistema de zappeo, dos "cadáveres" destes brotavam vírus que não tinham sido detectados anteriormente.

> **Parasitas carregam frequentemente bactérias, vírus, protozoários e fungos.**

# Diferentes Tipos de Agentes Patogênicos

Vamos enumerá-los brevemente:

- **Parasitas:** são organismos multicelulares que retiram os nutrientes necessários do hospedeiro. Muitas vezes alimentam-se sugando seu sangue, embora alguns se alimentem de bile, como Clonorchis sinensis, ou até devorando os tecidos criando túneis e erosões.

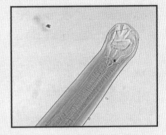

- **Protozoários:** (plasmodium, tripanosomas e amebas) são seres unicelulares quase sempre microscópicos, embora sejam eucariotas, o que lhes confere uma estrutura mais semelhante à de células animais e vegetais que a estrutura das bactérias. (Organismos celulares são eucariotas que possuem um núcleo diferenciado, protegido por uma membrana, onde encontra-se a sua informação genética).

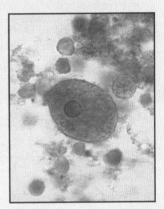

- **Bactérias:** são organismos unicelulares em que o material genético não está concentrado dentro de uma membrana celular, isto é, são procariotas e a maioria delas são microscópicas.

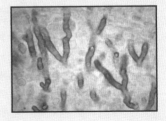

- **Fungos:** são subdivididos em bolores e leveduras. Estes microrganismos proliferam quando nosso sistema imunológico está baixo ou quando a ingestão de antibióticos destrói a flora intestinal e é substituída por fungos patogênicos e bactérias.

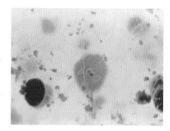

- **Vírus:** infectam bactérias, animais e seres humanos. Para a Dr.ª Clark não são ameaça grave, porque para seu desempenho precisam de um "detonador" que os ative. Existem dois tipos:
  - *Os que têm ARN.*
  - *Os que têm DNA.*

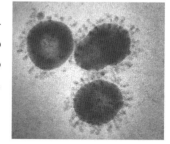

- **Príons:** proteínas com forma aberrante. Basicamente atacam o sistema nervoso (doença da vaca louca). Não podem ser tratados pela medicina convencional.

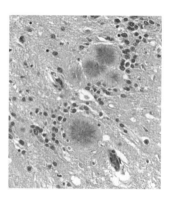

Para a Dr.ª Clark provêm de células liberadas pelo hipotálamo onde sempre é necessário a presença do parasita *Macrancanthorhynchus* para que estas células se tornem príons.

| Tipos de patógenos | Parasitas e Protozoários |
|---|---|
|  | Bactérias |
|  | Vírus |
|  | Fungos |
|  | Príons |

# Primeira Causa da Doença: Patógenos

**E**m relação ao nível de dificuldade em se combater e eliminar os patógenos de nosso organismo, a medicina convencional faz em seus tratados uma classificação de maior a menor dificuldade em que observamos que os patógenos mais fáceis de se combater são os parasitas, sem perceber que um parasita pode ser tão perigoso e difícil de erradicar quanto qualquer outro patógeno.

Esta é a sua classificação de acordo com a dificuldade de erradicação (de maior a menor):

1. Príons *(para a medicina convencional praticamente impossível de tratar)*.

2. Esporas bacterianas *(Bacillus anthracis, tétanos)*.

3. Mico bactérias *(Mycobacterium tuberculosis, Mycob. Phley)*.

4. Cistos parasitários.

5. Vírus Pequenos sem envelope viral *(poliomavírus, Coxsackie)*.

6. Trofozoítos *(Entamoeba histolytica)*.

7. Gram-negativos, não esporulantes *(E. coli, Pseudômonas, Neisseria gonorrhoeae, Helycobacterpylori, Salmonella, Klebsiella)*.

8. Fungos *(Aspergillus, Cândida)*.

9. Vírus Grandes sem envelope viral *(adenovírus)*.

10. Vírus envelopados *(hepatite, influenza)*.

11. Parasitas.

De acordo com a Terapia Clark não se pode generalizar a resistência dos diferentes tipos de agentes patogênicos, uma vez que ela dependerá de vários fatores:

- **O sistema imunológico do paciente:** logicamente, quanto mais baixo esteja o sistema imunitário do hospedeiro, mais prejudiciais poderão ser os agentes patogênicos.

- **Alimentação do patógeno disponível no corpo, essencialmente tóxico:** a ter maior toxicidade, maior facilidade de desenvolvimento e atividade imunológica mais baixa.

- **Simbiose com outros patógenos:** através do apoio, abrigo entre eles, e até surgem novos tipos de cruzamentos: muitas vezes forma patogênica que a Dr.ª Clark chamou de "gangues", em cujo caso são mais difíceis de se matar e sua atividade é mais prejudicial.

**Mas com certeza, para aqueles que praticam a Terapia Clark, os patógenos mais importantes e, portanto, os primeiros a serem observados como meio de resolver qualquer tipo de problema de saúde são os parasitas, por várias razões:**

- Estão presentes na origem de todas as doenças degenerativas.
- São portadores de bactérias, fungos e vírus que geram, por sua vez, outros problemas de saúde.
- Eles mesmos podem causar diretamente a doença.

| | |
|---|---|
| **Parasitas** | Estão presentes na origem de todas as doenças degenerativas. |
| | São portadores de bactérias, fungos e vírus. |
| | Podem dar origem às doenças. |

Podemos encontrar parasitas diretamente responsáveis por patologias que em nenhum caso poderiam ser aceitas pela medicina convencional, tais como:

- **Enxaqueca:** normalmente encontrado *Strongyloides*.
- **Dependência:** geralmente costumam se encontrar colônias *Strongyloides* no centro de recompensa do cérebro.
- **Síndrome da fadiga crônica:** vinculada ao parasita *Cryptostrongylus pulmoni*.

- **Câncer:** estão envolvidos quase meia centena de agentes patogênicos. Mas talvez os mais importantes de todos eles sejam o *Fasciolopsis buski* e o *Áscaris lumbricoides.*

- **Mutações que conduzem à síndrome de Down, fibrose cística ou rins policísticos,** vinculadas ao parasita *Gastrothylax.*

- **As doenças neurológicas, como a neurocisticercose,** associada à *Cysticercus cellulosae,* larva da *Tênia solium.*

- **Bruxismo:** devido ao parasitismo do sistema nervoso ou irritação nervosa causada por toxinas parasitárias liberado no trato digestivo.

- **Apendicite:** associada em todos os casos com oxiúros.

- **Depressão:** vinculada com *Ancylostomas, Strongyloides* e *Trichinellas.*

- **Esquizofrenia:** associada com *Ancylostoma braziliense, Ancylos- toma caninum, Strongyloides, Áscaris, Shigella* e *Micobacterium phlei.*

- **Epilepsia:** larvas de *Áscaris* ou *Ancylostomas* bloqueiam a produção de GABA.

- **Insuficiência Renal:** é comum encontrar *Fasciolopis buski, tênias, Echinoporyphium recurvatum* e *Ancylostomas.*

- **Diabetes:** regularmente o *Eurytrema pancreático* é diretamente responsável.

- **Destruição de órgãos:** a maioria dos parasitas pode danificar os tecidos.

- **Sensibilidade Química Múltipla:** associada em todos os casos à Fasciola hepática.

Ainda mais, um grupo de vermes parasitas chamado trematódeos (Fasciolopsis buski, Eurytrema pancreaticum e Clonorchis sinensis) podem produzir os seguintes males:

- **Distrofias musculares.**

- **Cólicas e sangramento** fora do período menstrual ou endometriose se passar através da parede intestinal.

- **Diabetes.**

- **Alzheimer e a Esclerose Múltipla,** se completar seu ciclo no cérebro.

- **A imunossupressão,** se invadem o timo.

Também outros tipos de patógenos têm relação direta com outras doenças. Há pouco, descobriu-se que os herpes vírus estão associados à doença de Alzheimer. De fato, a encefalite por herpes afeta os mesmos centros cerebrais que aparecem danificados nos casos de Alzheimer.

Além disso, nos últimos anos descobriu-se que um em cada três casos de obesidade pode ter como causa a infecção com adenovírus 36 e agentes patogênicos, tais quais: Chlamydia pneumoniae, Porphyromonas gingivalis, Helicobacterpylori, Influenzavirus A, vírus da hepatite C e Citomegalovírus que contribuem para a formação de placas ateroscleróticas. Também o Parkinson tem sido associado à bactéria Norcadia asteroides.

**Além do dano que podem causar por sua própria atividade, muitos parasitas podem nos intoxicar com produtos derivados de seu metabolismo. Alguns exemplos são os seguintes tóxicos:**

- **Forbol:** estimula o crescimento do tumor produzido pelas larvas Fasciolopsis buski.
- **Betapropiolactona:** poderosa mutação produzida pelos Áscaris.
- **Ortofosfotirosina:** o principal responsável por tumores malignos, produzidos pelas larvas do Fasciolopsis buski.
- **1- 0 fenantrolina:** oxida nossa vitamina C e torna inutilizável enorme quantidade de ferro no organismo. Igualmente é produzido pelos Áscaris.
- **20 metilcolantreno:** é o maior agente cancerígeno conhecido, também é produzido pelos Áscaris.

# O Problema de Diagnóstico

❧❧❧❧❧❧❧

D r.ª Clark estava convencida de que o principal problema da medicina convencional reside no diagnóstico, ou seja, na sua incapacidade de saber a verdadeira causa que provoca uma doença. Simplesmente porque seus métodos atuais só fornecem informações sobre o estado em que um órgão ou um sistema se encontra, mas não o que levou a pessoa a essa situação. E que os médicos raramente procuram possível parasitose ou toxinas no corpo, pois eles não aprenderam a fazer isso. Algumas razões pelas quais torna-se difícil diagnosticar os parasitas para a medicina alopática são as seguintes:

- Um parasita é como uma sanguessuga. O adulto adere-se a um ponto no interior de nosso corpo, onde produz milhares de ovos. A aderência produz um pequeno sangramento crônico e, eventualmente, leva à anemia e à dor. Não somos capazes de expulsá-las vivas ou mortas, porque elas estão coladas aos nossos tecidos, não estão na corrente sanguínea, tornando mais difícil a detecção.

- Os parasitas (tanto na fase adulta quanto em estágio larval) são moles e pequenos demais para aparecer em um scanner. Com o Sincrômetro (dispositivo desenvolvido pela Dr.ª Clark) é possível localizá-los, porque detectamos a onda de frequência emitida por eles dentro de nosso corpo e também podemos ver qual (ais) órgão (s) tem (têm) sido colonizado (s).

- Biópsias usando medicina convencional são preparadas cortando-se o tecido em fatias finas. Nenhuma lâmina de um parasita seria reconhecível. Um biólogo pode encontrá-los, porém tem de saber onde procurar.

- Os parasitas protegem-se com mucopolissacarídeos (substância semelhante ao gel que se encontra nas células do corpo, nas secreções mucosas e nos líquidos sinoviais) que o sistema imunológico não detecta. Por exemplo: *Trypanosoma cruzi* adquire antígenos dos neurônios, o *Schistosoma* do grupo sanguíneo A B O e o *Oncocherca* da retina. Muitos parasitas, ao longo de sua vida, estão mudando o tipo de mucopolissacarídeos com o qual estão protegidos, dependendo do órgão colonizado, por exemplo, o *Plasmodium, Toxoplasma, Tênias, Dirofilaria.*

- Os parasitas geralmente costumam se alojar em órgãos com baixa atividade imunológica como o cérebro, o sistema reprodutivo feminino e masculino, e os órgãos com mais toxinas.

- Todo parasita pode colonizar qualquer órgão (ao contrário do que pensa a medicina convencional).

- Inibir o funcionamento correto do sistema imunológico.

# Tipos de Parasitas

Podem ser classificados em dois grupos principais:

1. **HELMINTOS:** podem chegar a medir desde milímetros até metros de comprimento e são invertebrados. São divididos em dois tipos:

- **Platelmintos (achatados).** São hermafroditas. Divididos em vários tipos:

   a) CESTÓDEOS: são segmentados. Não têm trato digestivo, os alimentos são absorvidos pela pele. O corpo dividido em duas regiões: a primeira região é chamada "escólex" e é caracterizada por ter estruturas de fixação (ganchos e/ou ventosas). O resto das regiões é chamada de "proglótide". Alguns exemplos são: *Tênia solium, Tênia saginata, Hymenolepsis* e *Diphyllobothrium latum*.

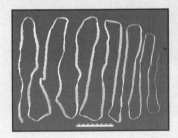 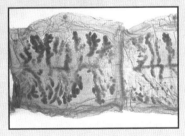

*Imagens de Tênia solium*

   b) TREMATÓDEOS: são não segmentados (corpo simples). Possuem sistema digestório rudimentar (incompleto), e duas ventosas (uma ao redor da boca e outra no ventre), usadas para se fixar e se alimentar. Alguns exemplos são: *Fasciola hepática, Fasciolopsis buski* e *Schistosomas*.

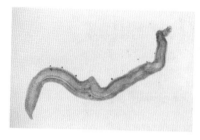 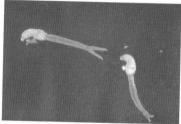

*Imagens Schistosoma*

- **Nematelmintos (redondos):** o seu sistema digestivo é mais desenvolvido, têm sistema nervoso e sexos diferentes. Alguns exemplos são: *Áscaris lumbricoides, Áscaris megalocéfalo, Enterobius vermicularis, Ancylostoma, Dirofilaria, Strongyloides, Toxocara, Necator americanus, Trichinella espiralis* e *Trichuris trichiura.*

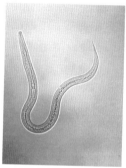 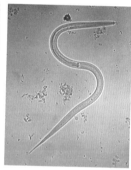

*Imagens Strongyloides*

2. **ARTRÓPODES:** são invertebrados, têm o exoesqueleto (reforço externo) e as patas articuladas, são de sexos diferenciados e podem ter tamanhos diferentes. Alguns exemplos são: moscas, mosquitos, carrapatos, pulgas, piolhos e ácaros. São também transmissores de outros parasitas, bactérias e vírus, por exemplo:

- *Pulgas transmitem:* tifo, peste, tênias e borreliose de Lyme (ou doença de Lyme).

- *Os carrapatos transmitem:* febre Q, riquetsioses, encefalite e borreliose de Lyme.

- *Moscas e mosquitos transmitem:* malária, dengue, encefalite, febre amarela, tripanossomas leishmania, dirofilarias e onchocerca.

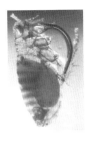 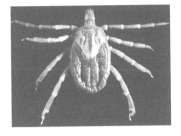 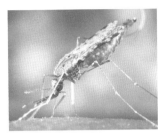

Pulga  Carrapato  Mosquito

| PARASITAS | | | |
|---|---|---|---|
| Artrópodos | Helmintos | | |
| | Nematelmintos | Platelmintos | |
| | | Cestodos | Trematodos |

## Alguns exemplos de parasitas

Após listados os diferentes tipos ou famílias de parasitas, vamos aprofundar o assunto acerca de certas famílias de parasitas que talvez sejam mais relevantes na Terapia Clark, não só por terem sido encontrados em uma alta porcentagem da população, mas porque cada um deles pode ter algumas peculiaridades interessantes, dignas de menção:

### 1. Áscaris lumbricoides

Um quarto da população mundial está parasitada por *Áscaris lumbricoides*. Em geral, o ovo infectante atinge nosso intestino delgado onde é liberada a larva que pode então passar através da parede intestinal e atingir a circulação portal (certo volume de sangue procedente do intestino é transportado para o fígado, onde ocorrem mudanças importantes no sangue) por meio dos vasos sanguíneos que nutrem o intestino delgado. Dali chega ao fígado e de lá pode alcançar qualquer órgão quando o sangue com as larvas passa através das veias hepáticas para a circulação geral. Em seguida, as larvas de

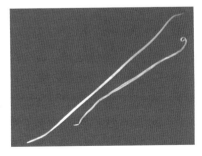

Áscaris chegam ao coração e depois aos pulmões, através dos quais podem atingir os alvéolos, bronquíolos e brônquios. A partir dali é possível subirem para a faringe e assim alcançarem o esôfago, estômago, pâncreas, rins, apêndice, útero, próstata, canais auditivos e até mesmo o cérebro e canais lacrimais. Áscaris desfigura os tecidos do intestino e órgãos que coloniza.

Esse parasita também produz fenômenos inflamatórios nos tecidos que infecta. Quando atinge o trato respiratório provoca excesso de mucosidade. Pode ainda produzir a chamada pneumonia eosinofílica, asma, bronquite, bronquiolite, obstruções e inflamações da nasofaringe, obstrução intestinal, apendicite, pancreatite, abcessos hepáticos, alergias, alterações na digestão de proteínas e roubo de nutrientes.

O diagnóstico para a medicina convencional é feito buscando-se nas fezes a presença de ovos, que em nossa opinião não é muito confiável, uma vez que uma fêmea de Áscaris pode depositar ovos em qualquer órgão, não apenas no intestino delgado, como afirma a medicina convencional. A Medicina Alopática também dispõe de testes imunológicos, baseados na detecção de anticorpos, para estabelecer diagnósticos indiretos. Mas estes não são muito confiáveis, pois podem provocar uma reação cruzada com *Strongyloides, Dirofilaria, Toxocara canis, Trichinella spiralis* e outros. Outro diagnóstico utilizado pela medicina convencional é o método molecular, com o qual são detectados os ácidos nucleicos de diferentes parasitas. Em nossa opinião, nem sempre detectam a presença parasitária. Drogas usadas contra o Áscaris são tóxicos e podem causar distúrbios hepáticos e irritações intestinais. O mecanismo de ação destes desparasitantes utilizados na medicina convencional produz, geralmente, a imobilização do parasita, portanto, não pode aderir-se à parede intestinal e é excretado, mas isso nem sempre conduz à sua morte. Em nossa opinião, esta abordagem pode ser válida apenas quando os parasitas são encontrados no intestino, mas não quando eles estão em outros órgãos. E é a sua presença em outros órgãos o que pode causar sérios problemas de saúde.

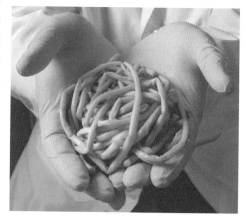

Devemos enfatizar que o Áscaris:
- Pode migrar para qualquer órgão.
- As fêmeas botam no intestino cerca de 200.000 ovos por dia, o que nos mostra o quão importante é não só erradicar vermes adultos e larvas, mas também os seus ovos, que com as drogas farmacêuticas é impossível de acontecer.
- Pode causar asma, bronquite, bronquiolite, eczema, psoríase, herpes, caxumba, suores noturnos e convulsões.
- Esse parasita é portador do vírus do *papiloma* e *adenovírus* (resfriado comum).
- Áscaris contribui com o aparecimento do câncer de várias formas:
  » Ao gerar quebras cromossômicas.
  » Ao criar depósitos de fosfato tricálcico, o qual cobre e protege numerosos tipos de câncer.
  » Ao bloquear o inibidor de telomerase, pelo que o crescimento tumoral é maior.
  » Ao bloquear a catepsina B, que é uma enzima defensora contra células tumorais.
  » Áscaris é portador do oncovírus NEU.

## 2. Oxiúros (Enterobius vermicularis)

- Somente em nível rectal.
- As fêmeas causam irritação anal durante a noite.
- Podem causar:
  » Cólicas menstruais, estando presente na maioria destes quadros.
  » Agitação noturna e insônia em crianças e adultos (já que a maior atividade do parasita ocorre durante a noite).
  » Problemas intestinais porque irritam as paredes do intestino onde eles se movem; geram muitas vezes microtraumas na mucosa, onde posteriormente ocorre uma colonização bacteriana.
  » Infecções urogenitais. No caso das mulheres, podem produzir danos à bexiga, vagina, colo do útero e às trompas de Falópio. E aos homens, podem levar à inflamação da próstata, da bexiga e do pênis.
  » Muitos casos de apendicite.

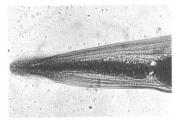

## 3. Ancylostoma

- Presente na maioria das colites ulcerosas.
- Pode provocar:
  - » Ataque epiléptico e coma.
  - » Bronquites.
  - » Inflamações linfáticas.
  - » Anemias.
  - » Cistos.
  - » Duodenites.
  - » Diarreias.
  - » Anemias.
  - » Insuficiência renal e outros problemas renais.
- É importante ressaltar que pode nos infectar via transcutânea: as larvas penetram na pele dos pés ou das mãos desprotegidas, alcançando a circulação sanguínea e podem atingir o coração, pulmões, intestinos, rins, cérebro.
- Podem sobreviver seis anos em nosso corpo.

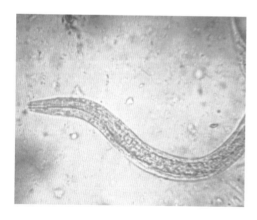
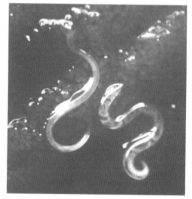

## 4. Strongyloides

Embora o seu habitat seja o intestino delgado, pode migrar para qualquer órgão, incluindo os pulmões, cérebro, rins, fígado, vias biliares, pâncreas, sistema linfático, coração e o músculo esquelético.

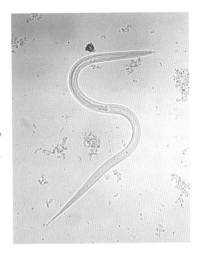

- Causa erosão hipotalâmica, que é o primeiro passo para todos os cânceres.
- Esse parasita porta:
  » Fungos.
  » Oncovirus SRC.
  » Citomegalovírus.
  » Vírus Epstein-Barr.
  » Bactérias que causam meningite, abcessos.
- O contágio pode ser através da pele (como o Ancylostoma).
- Nos últimos anos tem ocorrido um aumento acentuado de infecções por este parasita em pacientes tratados com imunomoduladores.

## 5. Clonorchis sinensis (Parasita Hepático)

A infecção geralmente causada pela ingestão de peixes de água doce crus, secos, salgados ou em conserva, carne contendo larvas encistadas. Recomenda-se congelar durante pelo menos 24 horas antes de consumir este tipo de peixe. Mas também destacamos a presença desse parasita em outros alimentos vegetais: agrião, alface, alfafa etc.

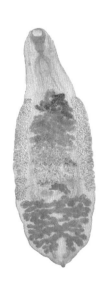

- Causa erosões na pituitária, que é o segundo passo de todos os cânceres.
- Origina o vírus da hepatite B.
- Pode causar obstrução biliar, hepatite e pancreatite.

## 6. Pâncreas Eurytrema

- Presente em todos os casos de diabetes (principalmente de tipo I ou Mellitus).
- Causa erosões do pâncreas que contribuem na formação de núcleos tumorais em qualquer órgão.
- *Origina Oncovirus SV40.*
- Podemos nos infectar comendo carne de qualquer tipo de mamífero e ingerindo vegetais em contato com caracóis terrestres, que muitas vezes são portadores de seus ovos.

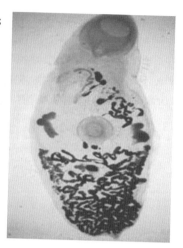

## 7. Fasciolopsis buski

- Forma OPT (ortofosfotirosina) que provoca tumores malignos.
- A fase de cercária (não fase adulta) forma HCG (gonadotrofina coriônica humana), o principal defensor dos tumores.
- Ao morrer libera *Salmonellas*.
- Portador *Oncovirus MYC*.
- Portador do vírus da gripe.
- Bloqueia a catepsina B.
- Portador da bactéria *Bacilus cereus*, que por sua vez causa alergias em todos os órgãos infectados e invalida multidão de hormônios. É portador de candidíase e torna-se o maior protetor desses fungos quando tem uma excessiva população de *Fasciolopsis*.
- Normalmente entra em nosso organismo por via oral, através do alimento do mesmo tipo que o *Eurytrema pancreático*.
- O parasita adulto pode sobreviver até um ano em nosso corpo.

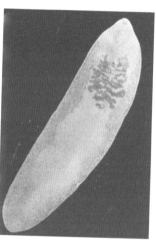

## 8. Oncocherca

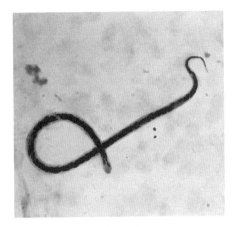

- Forma massas abdominais (linfomas).
- Portador do CEA (antígeno carcinoembrionário).
- Bloqueia, nos pacientes de câncer, diferentes enzimas:
  » Ubiquitina.
  » Catepsina B.
  » Inibidor de telomerase.
- Origina Oncovirus JUN.
- Presente na maioria dos casos de varizes a serem posicionados nas válvulas venosas, impedindo o fechamento apropriado.
- A infecção pode ser por via oral através de moscas e mosquitos.
- O parasita adulto pode sobreviver até 15 anos no organismo humano.

## 9. Fasciola hepática

- A infecção geralmente ocorre por via oral.
- Forma massas abdominais (linfomas).
- Pode causar hepatite, inflamações intestinais, pancreatite, urticária e estenoses da via biliar.
- Pode sobreviver mais de dez anos em nossas vias biliares.

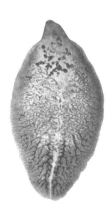

## 10. Dirofilaria

- Forma massas abdominais anômalas.
- Forma o Linfoma de Hodgkin.
- Origina Oncovirus FOS.
- Origina Mycobacterium phlei.
- Provoca infartos na maioria dos casos em que o seu desenvolvimento não é interrompido.
- Curiosamente chamado de "parasita do coração do cão" quando infecta mais humanos do que os cães.

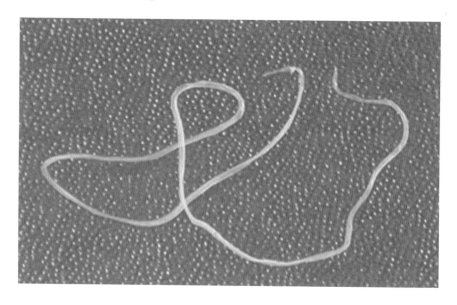

# Formas de Desparasitar

Existem vários protocolos utilizados na Terapia Clark para desparasitação de nosso corpo, de nossos filhos e animais de estimação.

Poderíamos dividir as formas de desparasitarmos em:

A. Por um lado, a denominada limpeza intestinal (essencial) e o programa desparasitante clássico (o que não é estritamente necessário, se você fez a limpeza intestinal, embora seja recomendado), que abrange a maior parte dos parasitas devido ao amplo espectro do ingrediente essencial nos dois protocolos, que é a tintura de nogueira.

B. Por outro lado, o protocolo denominado desparasitação de Áscaris (o seu desempenho é fundamental, pois este parasita, como outros nematelmintos, só pode ser eliminado com este protocolo), o que elimina estes parasitas e outras famílias que não são sensíveis à tintura de nogueira, como *Ancylostomas*, tênias, vermes, os *Strongyloides*, os *Tríchinelas*, os *Tríchurís* etc. Isto é, quase todos os nematelmintos.

É sempre aconselhável executar limpeza intestinal (se você deseja o programa de desparasitação clássico) e, em seguida, desparasitação de Áscaris, porque usualmente carregamos diferentes tipos de parasitas, e só realizando um tipo de desparasitação não é suficiente porque não acabaria com todos.

C. Eletronicamente com o Varizapper, gerador de frequência criado pela Dr.ª Clark, o qual elimina patógenos de nossos organismos enquanto estimula o nosso sistema imunológico (você poderá ter uma informação mais completa sobre o Varizapper no capítulo dedicado a aparelhos).

Juntamente com o uso de Varizapper, é essencial fazer a desparasitação com ervas e suplementos (limpeza intestinal e desparasitação de Áscaris), uma vez que o efeito de Varizapper não alcança o interior do intestino e os órgãos muito intoxicados com solvente. Sempre é importante continuar com limpezas renais e hepáticas em paralelo à utilização de Varizapper, depois de completar a limpeza intestinal e a desparasitação de Áscaris.

| | Com ervas e suplementos | Limpeza intestinal e programa desparasitante clássico |
|---|---|---|
| **Formas de desparasitar** | Eletronicamente | Desparasitação de Áscaris |
| | | Varizapper e pratos zappeo |

**Por que fazer primeiro a limpeza intestinal em vez de programa de desparasitação clássica?**

Porque desta forma, enquanto eliminamos os agentes patogênicos, removemos a sujeira armazenada nos intestinos que gera um ambiente ideal para o seu desenvolvimento. Além disso, com a limpeza intestinal combate-se mais patógenos que com o programa desparasitante clássico devido à cúrcuma, ao erva-doce, lugol e óleo de orégano, que também ajudam a eliminar bactérias e fungos.

**Devemos realizar o programa de desparasitação clássica, além da limpeza intestinal?**

É opcional e recomendado, mas não essencial se houve limpeza intestinal. Com o programa clássico de desparasitação só se eliminam parasitas e alguma cepa bacteriana, pelo que consideramos melhor escolha começar com a limpeza do intestino e, em seguida, realizar o protocolo desparasitante clássico (caso não tivermos erradicados todos os parasitas), apesar de não ser estritamente necessário, e poderíamos passar ao protocolo desparasitação Áscaris, uma vez concluída a limpeza intestinal.

É importante notar que nos casos em que pode estar parasitada alguma parte do nosso sistema nervoso (esclerose múltipla, doença de Parkinson, enxaqueca, depressão etc.) seria de importância vital a execução deste programa de desparasitação pela inclusão neste do absinto (erva aromática) que tem mais eficácia antiparasitária em certas áreas do sistema nervoso, tais quais tumores do cérebro e da medula espinhal.

| Passos para desparasitar | | |
|---|---|---|
| 1º | 2º | 3º |
| Limpeza Intestinal | Programa Desparasitante Clássico (opcional) | Protocolo de Despasitação de Áscaris |

Juntamente com os programas, podemos usar o Varizapper, 60 minutos diários, para conseguir mais eficácia na desparasitação.

# O Sistema Digestivo, Base de Nossa Saúde

## Limpeza intestinal

**M**uitas pessoas identificam o sistema digestivo apenas com o cólon, talvez por causa da enorme publicidade dada recentemente à limpeza deste. Mas, a realidade é que a saúde e o bom funcionamento do cólon dependem diretamente do funcionamento correto do estômago, intestino delgado, fígado e pâncreas. O protocolo Clark de limpeza intestinal é responsável por limpar, regular e eliminar os patógenos de todos os órgãos.

Vamos explicar brevemente o funcionamento do nosso sistema digestivo: a segunda fase de digestão, após a mastigação dos alimentos e salivação na boca, começa no estômago. Mas, infelizmente, é aí onde podem começar muitos dos nossos problemas de saúde.

Se o nosso estômago não produz o suficiente de ácido clorídrico (HCl) a ingestão de alimentos não será o suficiente saudável, porque as bactérias, ovos de parasitas e outros agentes patogênicos presentes na maioria dos alimentos não poderão ser eliminados pela acidez do estômago. Isso implicará uma conquista de todo o nosso sistema digestivo (intestino, fígado, pâncreas) por estes patógenos, com os consequentes problemas que isso pode nos trazer. Pode-se dizer que a prevenção e melhoria de todas as doenças do sistema digestivo começam pelo estômago.

Esta falta de ácidos também causa a produção incorreta de enzimas e hormônios por outros órgãos. Quando a nossa digestão não está correta, os resíduos se acumulam ao longo do trato intestinal. Estes resíduos geralmente acarretam a depressão do sistema imunitário e a proliferação de parasitas, bactérias, vírus e fungos em todo o corpo. Portanto, a Dr.ª Clark recomendava o uso de agentes antiparasitários, antibacterianos e antifúngicos em limpezas intestinais.

Problemas como a sensação de azia ou refluxo derivam da excessiva proliferação de bactérias (procedentes dos alimentos que ingerimos) no esfíncter esofágico, que é a porta que liga o esôfago e o estômago. Isto faz com que o esfíncter fique inflamado, o que dificulta sua ação de impedir a ascensão dos sucos gástricos do estômago para o esôfago, ou seja, ocorre o refluxo. Portanto, o uso de antiácidos para aliviar os problemas de azia ou de refluxo agrava o problema em longo prazo, já que é necessário um meio ácido no estômago para matar as bactérias que inflamam o esfíncter e não o contrário.

Para a Terapia Clark, a principal causa de sintomatologia como prisão de ventre e as diarreias é a proliferação de patógenos no cólon, e muitas vezes isso é resultado da falta de acidez no estômago.

A obstipação é causada por bactérias patogênicas, devido à falta de fibra na dieta. Isso ocorre porque as bactérias segregam neurotoxinas que interferem no bom desempenho dos neurotransmissores acetilcolina e epinefrina, substâncias responsáveis pela promoção do peristaltismo do cólon, que são os que ajudam o esvaziamento, pelas fezes.

Além disso, esta proliferação excessiva de bactérias patogênicas no intestino é geralmente associada diretamente aos quadros de depressão, uma vez que as neurotoxinas secretadas pelas bactérias interferem na serotonina (sempre deficiente nesta condição), distorcendo a cadeia de aminoácidos que formam este neurotransmissor.

# O estômago

A maioria das pessoas com azia ou queimação no estômago são tratadas com medicamentos que neutralizam o ácido clorídrico (HCL), pois presume-se que a razão seja a superprodução de ácido gástrico, sem perceber que substâncias alcalinas como a bílis produzem a mesma sensação em contato com a mucosa gástrica. Então, deduzimos que seria um erro pensar que a única fonte dos refluxos gastresofágicos seja uma hiperacidez gástrica.

A realidade é que a capacidade de produção de ácido clorídrico diminui drasticamente ao longo dos anos, especialmente a partir dos 30. O pH do estômago de uma criança geralmente é 1,5, enquanto que a de um idoso é 4. Como o pH do estômago varia 1-3, pH 4 não seria ácido o suficiente para digerir os alimentos adequadamente, muito menos digerir a própria mucosa gástrica, que é o tecido que protege o estômago (como pretendem fazer-nos crer).

O problema real é uma insuficiente regeneração da mucosa gástrica. Na verdade, nos casos em que é muito escassa ocorre uma digestão pelo estômago das suas próprias paredes, o que é conhecido como úlcera gástrica. A solução seria regenerar a mucosa do estômago (com suplementos como quássia ou olmo-vermelho) e não redutores da acidez gástrica, o que implicaria um agravamento por invasão patogênica.

Além disso, o esôfago tem um pH de 6,8 e não foi concebido para entrar em contato com as secreções ácidas. Quando a causa do relaxamento da cárdia (esfíncter gastroesofágico) por invasão bacteriana produz um refluxo, ocorre uma irritação grave no esôfago mesmo quando o nível de acidez estomacal está baixo. Então, a solução não reside na utilização de inibidores da secreção ácida, mas sim em combater as bactérias que causam o refluxo, sem esquecer que as bactérias têm proliferado devido à ingestão de antiácidos ter favorecido um pH suficientemente elevado para permitir sua reprodução.

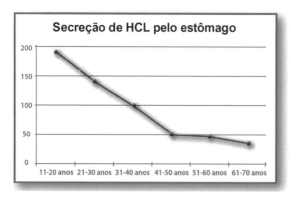

Como um fato significativo, convém notar que estudos realizados há mais de meio século indicam que a grande maioria dos pacientes de câncer sofrem de acloridria, isto é, não produzem ácido clorídrico suficiente.

## Funções ácido clorídrico:

- É essencial para a digestão das proteínas.
- Inativa alérgenos e neutraliza substâncias nocivas nos alimentos.
- É a primeira linha de defesa contra patógenos que entra no organismo por via oral.
- É indispensável para a correta absorção de minerais, especialmente ferro e cálcio. Esta é uma das razões pelas quais os inibidores da produção de ácido clorídrico comumente podem ser iniciadores de osteoporose.
- É necessário para uma absorção adequada de tiamina (vitamina B1) e ácido ascórbico (vitamina C), porque estas vitaminas são inativadas em meios alcalinos.

A digestão das proteínas produz-se basicamente no estômago, por isso se o seu desempenho for baixo a digestão das proteínas será incompleta, e duas consequências graves ocorrerão:

- As proteínas não serão degradadas para oligopeptídeos e aminoácidos, senão que passarão para a corrente sanguínea sob a forma de polipeptídios antigênicos, que, mesmo em pequenas quantidades desencadearão uma reação do sistema imunitário e a formação de complexo antígeno-anticorpo. A produção em excesso acaba por se acumular nos tecidos, causando inflamação e destruição tecidual. Isto é, irão se desenvolver as chamadas doenças autoimunes.
- Grande parte da proteína meio digerida não irá ser absorvida e passará para o cólon, onde promoverá o surgimento da flora putrefativa por ação das bactérias gram-negativas. Isto vai sobrecarregar o corpo de toxinas bacterianas e peptídeos que vão enfraquecer a vitalidade do indivíduo, predispondo-o a todos tipos de doenças, incluindo as mentais.

**Não pode haver uma digestão intestinal correta, se antes não houver uma boa digestão no estômago. Por trás de muitas sensibilidades alimentares há implícita uma redução da secreção de ácido gástrico.**

O pH do quimo (nome que se dá para o alimento quando chega ao intestino, depois de passar pelo estômago, e está transformado em um líquido pastoso) deve ser ácido para que o pâncreas e a vesícula biliar desempenhem as suas funções digestivas. Quando o quimo desce para a primeira parte do intestino delgado (duodeno), a vesícula biliar contrai-se para despejar bílis e o pâncreas segregar suco pancreático e secreções alcalinas para neutralizar a acidez do quimo, se o pH do quimo for ácido.

O suco pancreático contém importantes enzimas proteolíticas esquecidas pela medicina convencional. Sua função não é apenas desdobrar as gorduras esterificantes e polissacarídeos e polipeptídeos. Estas enzimas desempenham um papel importante antifúngico ao digerir a quitina da membrana celular dos fungos e prevenir a formação de placa mucoide, característica que é demonstrada nos casos de crianças com fibrose cística, cujo primeiro sintoma é o aspecto do mecônio (primeiras fezes eliminadas pelo recém-nascido logo após o nascimento) que é grosso, meconium ileus, e produz obstrução intestinal impedindo de ser excretado. Quando não chegam suficientes enzimas proteolíticas ao intestino, acumula-se o muco que reveste o interior do trato digestivo e impede a absorção adequada de nutrientes.

Vemos a relação íntima entre os diferentes componentes do sistema digestivo; se qualquer um deles não desempenhar a sua função corretamente, o restante sofrerá, provocando uma série de patologias.

Além de tudo isso, também devemos saber que a mucosa do estômago sintetiza fator intrínseco gástrico (FI), com a intenção de que este se ligue à vitamina B12 dos alimentos e assim possa absorvê-la, o que raramente pode ser realizado com o uso das drogas acima mencionadas, uma vez que podem destruir o fator intrínseco (enzima necessária para a absorção de vitamina B12) e provocar anemia.

# O intestino delgado

A função mais conhecida do intestino delgado é absorver nutrientes dos alimentos, mas há outra função tão ou mais importante também desempenhada pela mucosa intestinal que é a excreção de tóxicos (mucosa intestinal tem a capacidade para excretar os isótopos radioativos e metais pesados como chumbo, expulsando-os para fora de nosso organismo, juntamente com as fezes).

O desenvolvimento da digestão e da absorção dependem grandemente do contato do alimento com as paredes intestinais. Por isso, uma das características morfológicas mais importantes do intestino é a presença de muitas dobras, que amplificam a sua superfície interior, referimo-nos às vilosidades intestinais (têm a função de aumentar a absorção dos nutrientes após a digestão). A área total deles é equivalente à de um campo de tênis.

Quando a mucosa intestinal está saudável somente os nutrientes preparados para passar para a corrente sanguínea podem atravessá-la, mas quando estresse, dieta desequilibrada e outros fatores alteram a mucosa, os nutrientes começam a não ser absorvidos adequadamente, e agentes patogênicos, antígenos, xenobióticos e outros tóxicos conseguem atravessá-la. E é onde começam muitos desequilíbrios de saúde, em primeiro lugar se produz uma sobrecarga hepática, sendo o fígado o principal órgão do corpo para neutralizar efeitos tóxicos a partir do trato digestivo. Ao longo do tempo, o fluxo constante de tóxico na corrente sanguínea promove a disfunção de órgãos que oferecem menos resistência.

Este processo permite-nos entender por que muitas pessoas sofrem de diferentes doenças tais quais sinusite, cistite, reumatismo, depressão, diabetes, enxaquecas etc. Realmente, estas doenças não são mais que diferentes manifestações de um mesmo processo – toxemia de origem intestinal.

Os agentes causadores de problemas de saúde intestinal estão muito generalizados, daí o excesso da permeabilidade intestinal afetar a maior parte da população mundial. E isso se deve principalmente aos seguintes fatores:

- Flora intestinal chamada de putrefativa – predominância de bactérias gram-negativas.
- Parasitas e Fungos.
- Tóxicos.
- Alimentos digeridos de forma incorreta, além de deficiência de outros fatores alimentares.

*E aqui voltamos a dar um papel importante aos parasitas,* já que danificam a mucosa intestinal para sugar o sangue a ponto de poder causar anemia. Também produzem substâncias tóxicas com atividade pró-inflamatória e consumem nutrientes vitais, chegando a produzir deficiências nutricionais. Entre os parasitas mais problemáticos estão os *Áscaris.* Estes se agarram à mucosa intestinal e despejam nela todos os tipos de substâncias tóxicas irritantes, produto do seu metabolismo, que vão oxidar nutrientes, tais quis a vitamina C ou irão inibir a atividade da vitamina D.

## Doenças de origem intestinal

Enxaquecas, dores de cabeça, dores musculares e articulares, infecções, insônia, mau hálito, fadiga, dermatite, distúrbios hepáticos, asma, rinite, sinusite, distúrbios do sistema reprodutor. São algumas das doenças que podem ser causadas por uma disfunção da absorção intestinal. Por outro lado, apesar de não ser a fonte, qualquer doença pode ser agravada por excessiva permeabilidade intestinal. Desde meados do século XX, as doenças chamadas autoimunes têm aumentado em ritmo vertiginoso. Vamos ver por que excesso de permeabilidade intestinal, flora predominantemente gram-negativa e alimentação inadequada são as principais causas dessas doenças.

Sabemos que os antígenos são substâncias que promovem a formação de anticorpos (proteínas produzidas por nosso sistema imunitário quando o corpo detecta substâncias nocivas chamadas antígenos), porque o nosso sistema imunológico reconhece como uma ameaça para o corpo. A maioria dos antígenos são proteínas, isto é, cadeias de aminoácidos. Quando um anticorpo se liga a um antígeno é sempre no mesmo elo da cadeia. Esse link é chamado epítopo (é a menor porção de antígeno com potencial de gerar a resposta imune). O sistema imunológico interpreta que as substâncias com epítopos semelhantes são as mesmas substâncias, por conseguinte, o sistema imune pode atacar as proteínas do corpo por confundi-las com antígenos alimentares ou bacterianos.

Outro fenômeno similar é o mimetismo molecular, o qual se caracteriza pelos micróbios adotarem a mesma composição orgânica do seu hospedeiro para passarem despercebidos. O organismo trata de reconhecê-los e luta contra eles, o que resulta em destruição dos nossos próprios tecidos pelo sistema imunológico.

Por outro lado, numerosas cepas bacterianas contêm proteínas similares às encontradas no organismo humano e se passar para a corrente sanguínea por um excesso de permeabilidade intestinal, o sistema imunológico desencadeia uma reação que afetará os tecidos que contêm as mesmas proteínas.

Por exemplo, espondilite anquilosante e doença de Crohn são devido à existência da bactéria Klebsiella pneumoniae no trato digestivo. Esta bactéria contém uma proteína similar às proteínas das articulações vertebrais e mucosa intestinal, bem como produz um aumento na permeabilidade intestinal. Estes são dois casos claros de doenças causadas por agentes patogênicos no trato digestivo.

## O cólon

O cólon é a parte mais importante do intestino grosso e suas principais funções são: reabsorver água e eletrólitos do quilo (massa alimentar emulsionada e degradada por sucos pancreáticos e biliares) a partir do intestino delgado para dar consistência às fezes, reciclar proteínas que vêm dos sucos digestivos, hospedar a principal população de bactérias simbióticas do organismo e eliminar os tóxicos através da sua mucosa.

Alguns autores sugerem que a população de bactérias no cólon seja prejudicial à saúde, mas estudos mostram que isso só ocorre se a flora intestinal for putrefativa, ou seja, resultado de uma dieta desequilibrada com baixo teor de fibra, que consiste principalmente de amido, proteína animal e alimentos processados (alimentos artificiais: doces, salgados e alimentos industrializados).

O bom funcionamento do cólon é um dos pilares da saúde. Doenças do nariz, garganta e ouvidos, distúrbios reprodutivos do sexo feminino, doenças do fígado, vesícula biliar e de próstata são o resultado da função do cólon alterada em praticamente 100% dos casos.

A. Bernard Jensen, um quiropraxista e iridólogo norte-americano, descobriu pontos de reflexo de cada órgão no cólon e encontrou que, quando uma área do cólon sofre de divertículos, estenose ou outra doença, é que o órgão reflexo sofria desordens também.

A partir de 40 ou 50 anos de idade, é difícil encontrar um cólon em boas condições e com a sua anatomia original. Este fato leva à estagnação de grande quantidade de fezes no cólon de muitas pessoas, especialmente para os doentes crônicos. E transtornos como a prisão de ventre crônica e disbacteriose promovem a formação de um revestimento de matéria fecal e muco no cólon, que se torna uma fonte de autointoxicação crônica e um trabalho difícil para a absorção de nutrientes.

As bactérias gram-negativas putrefativas geram grande quantidade de tóxicos que sobrecarregam a função hepática e aumentam a carga toxêmica do indivíduo. Além disso, a membrana contém lipopolissacarídeos e endotoxinas que têm um efeito muito prejudicial para a saúde. Lipopolissacarídeos são capazes de produzir a morte por choque e insuficiência cardíaca se entram em grandes quantidades no sangue. Este é basicamente o que acontece em uma sepsia ou septicemia. Felizmente, este nível raramente acontece, mas é muito comum ver um ligeiro nível de endotoxemia que produz síndromes metabólicas, como a diabetes, a obesidade e esteatose hepática.

**Estudos em animais e humanos mostram que indivíduos obesos e diabéticos tipo II apresentam níveis sanguíneos de lipopolissacarídeo acima da média. Se essas pessoas fossem tratadas com suplementos que compõem a limpeza intestinal da Terapia Clark, melhorariam sua tolerância à glicose, reduziriam a percentagem de sua gordura abdominal e seria revertida, pelo menos parcialmente, a esteatose hepática.**

Todos os hipertensos, prostáticos, asmáticos de certa gravidade e cronicamente constipados têm um intestino sujo. Essas pessoas muitas vezes têm constipação, sem sabê-lo, pensando que sua regularidade intestinal seja normal, pelo fato de evacuar diariamente. O que realmente acontece é que estão evacuando com um atraso de pelo menos 20 horas, sendo que estas fezes correspondem à ingestão alimentar feita com dois ou três dias de antecedência.

## A importância da evacuação normal

Para uma desintoxicação celular adequada é essencial que os alimentos não permaneçam no trato digestivo mais de 24 horas após a ingestão. Isto porque com a evacuação não são somente eliminados resíduos alimentares, mas também colesterol, bílis, bactérias, partes de muco e mucosa intestinal. Muitas pessoas, cuja regularidade intestinal é diária, realmente excretam fezes procedentes da ingestão das últimas 24 horas. Idealmente para conseguirmos uma ótima excreção de tóxicos, precisaríamos de pelo menos duas evacuações diárias sem esforço.

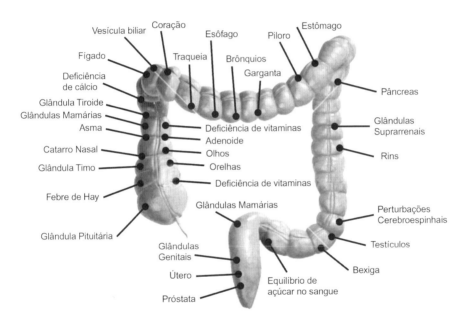

*Pontos reflexos dos órgãos do cólon*
*A. Bernard Jensen*

# Programa Clark de Limpeza Intestinal + Óleo de Orégano

*lllllll*

- Tempo: 25 dias
- Ingredientes necessários:
  - » Tintura de nogueira.
  - » Cúrcuma (500 mg).
  - » Erva-doce (450 mg).
  - » Enzimas digestivas (500 mg).
  - » Betaína (350 mg).
  - » Óxido de magnésio (540 mg).
  - » Cáscara sagrada (350 mg).
  - » Lugol
  - » Óleo de orégano.

Nota: Foi adicionado ao protocolo original da Dr.ª Clark o óleo de orégano para aumentar a eficácia da limpeza.

## Forma como é feito:

- Cada dia, no café da manhã:
  - » Tintura de nogueira (20 min. antes do café da manhã, ver doses a seguir).
  - » Beba um copo de água quente pouco antes do café da manhã.
  - » Tome 3 cápsulas de cúrcuma (açafrão-da-terra).
  - » Tome 3 cápsulas de erva-doce.
  - » Tome 1 cápsula de enzimas digestivas.
  - » Tome 2 cápsulas de betaína.
  - » Tome 1 cápsula de cáscara sagrada.
  - » Óleo de orégano (5 gotas em uma cápsula vazia).

Não ingerir diretamente, pois a alta potência do óleo pode queimar a língua e trazer uma sensação estranha à boca (contudo, ele é seguro).

- **Cada dia, na hora do almoço:**
  - » Tome 3 cápsulas de cúrcuma.
  - » Tome 3 cápsulas de erva-doce.
  - » Tome 1 cápsula de enzimas digestivas.
  - » Tome 2 cápsulas de betaína.
  - » Tome 1 cápsula de óxido de magnésio.

- **Cada dia, no jantar:**
  - » Tome 3 cápsulas de cúrcuma.
  - » Tome 3 cápsulas de erva-doce.
  - » Tome 1 cápsula de enzimas digestivas.
  - » Tome 2 cápsulas de betaína.
  - » Tome 1 cápsula de óxido de magnésio.
  - » Óleo de orégano (5 gotas em uma cápsula vazia).

- **Entre as refeições:**
  - » Lugol: 6 gotas, 4 vezes ao dia, em 1/2 xícara de água.

- **Dosagens**

  Tintura de nogueira: dias 1 a 5: 1 colher de sopa a cada dia em água fria. Dias 8, 12, 16, 20 e 24: 3 colheres de sopa em água fria.

- **Lembrete semanal:**

  Após a limpeza intestinal recomendamos tomar, uma vez por semana:
  - » Tintura de nogueira: 1-3 colheres de sopa em água fria, tomadas lentamente.
  - » Óleo de orégano: 5 gotas em uma cápsula vazia.
  - » Lugol: 6 gotas em 1/2 copo de água duas vezes por dia.

# Propriedades dos Suplementos Utilizados no Programa Intestinal

### a) Tintura de nogueira preta

Essencial beber com água fria, pois com a água morna ou quente perde suas propriedades; mantenha na geladeira e consuma no prazo de três semanas, porque também, depois de aberto o frasco, os seus efeitos antiparasitários diminuem.

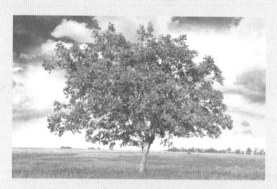

*Árvore Nogueira*

Contém:

- Juglona:
    » Alcaloide fito-tóxico. Este é produzido para evitar que outras plantas cresçam à sua volta.
    » Não ataca somente parasitas, mas também bactérias, vírus e fungos.
    » Aplicações externas acabam com alguns fungos da pele.

- Taninos:
    » São antibacterianos, anticancerígenos, antidiarreicos, quelantes anti-hepatotóxicos anti-hipertensivos e antitumorais.
    » São defesas naturais da planta contra herbívoros, patogênicos e condições meteorológicas adversas.

- **Lodina:**
  » Antisséptico. Ataca bactérias patogênicas.

Sem dúvida, a tintura de nogueira negra americana é a rainha dos antiparasitários. Até hoje, não há nada igual. É de espectro muito amplo e totalmente inofensiva. Tanto a nogueira europeia preta (juglans regia), quanto a nogueira americana preta (juglans nigra) são especialmente ricas em fitoquímicos, ação nematicida (extermínio de vermes que se alimentam de raízes). É bem sabido que, sob a copa de uma nogueira não há minhocas ou outros vermes, fato que se deve às substâncias antiparasitárias das folhas que caem no chão e à emissão de suas raízes. No entanto, a tintura de nogueira não é eficaz contra *Áscaris*, ou oxiúros (parasitas que mais frequentemente nos colonizam).

A tintura de nogueira elimina a fase adulta de muitos parasitas, mas não é muito eficaz para combater os parasitas cerebrais.

A dose efetiva varia dependendo do grau de infestação parasitária. Uma colher de sopa diária durante 5-7 dias geralmente produz resultados satisfatórios. É aconselhável continuar com 1 ou 2 colheres de sopa por semana como manutenção. Isto é especialmente importante tanto para os pacientes com câncer e outras doenças degenerativas, quanto forma preventiva para qualquer pessoa. A dose deve ser aumentada gradualmente a partir de algumas gotas, porque se a pessoa estiver muito parasitada podem ocorrer sintomas de desintoxicação, que são reações adversas resultantes de bactérias e vírus que serão gerados por estes parasitas ao morrer. Esses sintomas de desintoxicação em nenhum caso são perigosos. A tintura de nogueira é também um antifúngico eficaz, por isso, é interessante utilizar em casos de candidíase (tendo em conta também a relação que tem esta condição com o Fasciolopsis buski que é eliminado com tintura de nogueira).

As pessoas que estão seguindo um programa de desintoxicação de álcool, ou com uma insuficiência hepática grave, em que a quantidade de álcool contida na tintura de nogueira possa ser-lhes prejudicial, devem substituir a tintura por cápsulas de casca de noz em pó (embora a sua eficácia seja menor que a da tintura). Não se trata da casca, senão da cobertura carnuda da noz. É a mesma parte que é usada para fazer tintura de nogueira.

## b) Cúrcuma

- Ajuda em problemas hepatobiliares e hepatite.
- Protetor Hepático.
- Previne tromboembolismo e melhora a circulação.
- Ajuda a reduzir os níveis de glicose em diabéticos.
- Pode controlar o crescimento tumoral.
- Indicado em colelitíase (cálculos biliares) e colecistite (inflamação da vesícula biliar).
- Antibacteriana eficaz.
- É um anti-inflamatório natural.
- Restituição do apetite.
- Não tomar se apresenta úlcera de estômago e hemorragia intestinal.

## c) Erva-doce

- É carminativo (estimula a redução dos gases intestinais).
- Antisséptico.
- Mucolítico (destruidor muco – menos espesso e pegajoso).
- Expectorante com propriedades antitússicos (facilita a saída de secreções por via respiratória – torna-se mais fácil para tossir).
- Diurético.
- Efeitos antibacterianos.
- Contraindicado em hiperestrogenismo (dermatose causada por desequilíbrio dos hormônios sexuais).
- Ação antirreumático.
- Ajuda a eliminar fluidos corporais.
- Útil no tratamento do glaucoma porque reduz a pressão intraocular ocular (PIO).
- Ajuda na digestão.
- Reduz o nível de colesterol no sangue.
- Efeito antioxidante.
- Usado para combater a anemia por causa de seu alto teor de ferro.

- Favorece a menstruação e alivia a cólica causada.
- Ajuda a combater o mau hálito.

## d) enzimas digestivas

- Digerem os restos dos parasitas mortos.
- Facilitam a digestão de gorduras, proteínas e hidratos de carbono.
- Evitam a formação de gases intestinais, devido à fermentação de alimentos não digeridos.
- Inibem certas substâncias alergênicas que são ingeridas através dos alimentos.
- Previnem a inflamação e hipertrofia dos diversos órgãos que compõem o sistema digestivo, especialmente o fígado, pâncreas e a vesícula biliar.
- Favorecem a limpeza e desintoxicação corporal.
- Colaboram na redução da dor e inflamação de feridas e lesões, acelerando a cicatrização.

## e) Betaína

- Elimina a gordura do fígado.
- Auxilia na digestão de proteínas no estômago.
- Ajuda na absorção de ferro e cálcio.
- Aumenta a acidez do meio gástrico (desse modo, torna-se um eficaz antibacteriano em nível de estômago).
- Estimula a secreção de pepsina.
- Melhora a absorção de vitaminas B e C.
- Promove a esterilização dos alimentos ingeridos.
- Evita a absorção intestinal de parasitas.

## f) Óxido de magnésio

- Regula o colesterol no sangue.
- Regula o nível de açúcar no sangue.
- Ajuda na assimilação de vitaminas e minerais.
- Participa como um mineral essencial para a transmissão intracelular de impulsos nervosos.
- Participa na reparação e manutenção de células e tecidos do corpo.
- Ajuda no crescimento orgânico.
- Essencial nos processos de contração muscular e relaxamento.
- Promove o uso adequado das vitaminas do complexo B, C e E.
- Facilita a dissolução de cálculos renais.

## g) Lugol (solução de iodo. Não use se houver alergia ao iodo).

- Antisséptico.
- Eficaz contra infecções bacterianas, especialmente Salmonelas (bactérias gram-negativas não esporuladas e móveis pertencentes à família Enterobacteriáceas) e Shigellas (bactérias gram-negativas, não esporuladas e em forma de bastão intimamente relacionadas com a Escherichia coli e Salmonela).
- Não há nenhum problema em sua ingestão por pessoas que sofrem de hipertireoidismo, uma vez que o seu desempenho na dose indicada de forma alguma afetará a glândula tireoide já que a sua ação está limitada em nível de intestino. Segundo a Dr.ª Clark, para que o iodo contido no Lugol chegue à tireoide seria necessária a ingestão de mais de 30 gotas em cada dose.

## h) Cáscara Sagrada

- Facilita a evacuação.

## i) Óleo de orégano

Foi incluído no programa de limpeza intestinal para aumentar a sua eficácia contra certas bactérias e fungos. O óleo essencial de orégano tem despertado grande interesse nos últimos anos devido à sua eficácia, sua ação de amplo espectro e segurança. Na Terapia Clark, o óleo essencial de orégano é um dos principais agentes anti-infecciosos utilizados. É especialmente útil contra diferentes cepas de bactérias Clostrídium e Steptococcus. A Candidíase crônica, tão comum hoje, é outra doença que o óleo essencial de orégano combate eficazmente. Além disso, o óleo essencial de orégano é um antioxidante potente. A melhor maneira de ingeri-lo é em gotas encapsuladas apenas no momento da tomada da dose. Não tome as gotas diretamente, porque este óleo é extremamente irritante para a mucosa bucal. A dose eficaz é entre 5 e 10 gotas em cada ingestão, 1,2 ou 3 vezes por dia. Na primeira você vai experimentar refluxo e algum desconforto no estômago. O melhor é tomá-lo junto às refeições e aumentar gradualmente a dose. O óleo essencial de orégano não deve faltar em qualquer protocolo para combater as doenças de etiologia infecciosa.

Algumas de suas propriedades mais importantes são:

- Estimula o sistema imunológico.
- Anti-inflamatório.
- Analgésico.
- Fungicida (elimina fungos).
- Antioxidante.
- Antiparasitário.
- Antibiótico.
- Antiviral.

# Programa Desparasitante Clássico
## para Adultos *(a partir de 17 anos)*

- **Tempo: mínimo 1 mês.** Após esse período, deve-se fazer um lembrete semanal a fim de evitar a reinfecção ou desenvolvimento de novos parasitas.

- **Suplementos utilizados:**
  - » Tintura de nogueira.
  - » Absinto.
  - » Cravinho.
  - » Ornitina (opcional).

## Forma de realização:

- Tome tintura de nogueira, absinto e cravo em um intervalo de aproximadamente 10 minutos (para mais eficácia).

- Guardar a tintura de nogueira na geladeira depois do frasco ser aberto (IMPORTANTE), caso contrário perde a sua eficácia. Da mesma forma, a tintura de nogueira começa a perder a sua eficácia após o frasco ser aberto, mesmo sendo mantido na geladeira.

A partir do 14º dia tomar uma vez por semana como um lembrete:

- **Tintura de nogueira:** 3 colheres de sopa em um copo de água fria.
- **Absinto (365 mg):** 7 cápsulas seguidas.
- **Cravinho (500 mg):** 9 cápsulas (tomar aproximadamente 3 minutos depois de tomar o absinto).
- **Ornitina (500 mg) (opcional):** 2 cápsulas antes de dormir, de preferência com o estômago vazio.

PROGRAMA DESPARASITANTE CLÁSSICO PARA ADULTOS (A PARTIR DE 17 ANOS) | 71

| Dia | Tintura de Nogueira<br>20 min. antes de uma das refeições em meio copo de água fria. Beber lentamente (em 10 min.) | Absinto<br>(365 mg)<br>Nada mais tomar à tintura de nogueira. | Cravinho<br>(500 mg)<br>Aos 3 minutos de tomar o absinto. | Ornitina<br>(500 mg)<br>Antes de deitar (de preferência com o estômago vazio). |
|---|---|---|---|---|
| 1 | 2 colheres de chá | 3 cápsulas seguidas | 9 cápsulas seguidas | 2 cápsulas seguidas |
| 2 | 2 colheres de chá | 4 cápsulas seguidas | 9 cápsulas seguidas | 2 cápsulas seguidas |
| 3 | 2 colheres de chá | 4 cápsulas seguidas | 9 cápsulas seguidas | 2 cápsulas seguidas |
| 4 | 2 colheres de chá | 5 cápsulas seguidas | 9 cápsulas seguidas | 2 cápsulas seguidas |
| 5 | Nada | 5 cápsulas seguidas | 9 cápsulas seguidas | 2 cápsulas seguidas |
| 6 | Nada | 6 cápsulas seguidas | 9 cápsulas seguidas | 2 cápsulas seguidas |
| 7 | Nada | 6 cápsulas seguidas | 9 cápsulas seguidas | 2 cápsulas seguidas |
| 8 | Nada | 7 cápsulas seguidas | 9 cápsulas seguidas | 2 cápsulas seguidas |
| 9 | 2 colheres de sopa | 7 cápsulas seguidas | 9 cápsulas seguidas | 2 cápsulas seguidas |
| 10 | Nada | 5 cápsulas seguidas | 9 cápsulas seguidas | 2 cápsulas seguidas |
| 11 | Nada | 6 cápsulas seguidas | 9 cápsulas seguidas | 2 cápsulas seguidas |
| 12 | Nada | 6 cápsulas seguidas | 9 cápsulas seguidas | 2 cápsulas seguidas |
| 13 | Nada | 7 cápsulas seguidas | 9 cápsulas seguidas | 2 cápsulas seguidas |
| 14 | 3 colheres de sopa | 7 cápsulas seguidas | 9 cápsulas seguidas | 2 cápsulas seguidas |
| Resto | 3 colheres de sopa (1 vez/ semana em 10 min.) | | | |

# Programa Desparasitante
# Clássico Infantil

- **Tempo:** 3 semanas.
- **Suplementos utilizados:**
  » Tintura de nogueira.
  » Ornitina (opcional) (500 mg):
  » 1 cápsula meia hora antes de dormir (de preferência com o estômago vazio) até finalizar o frasco.
- Continuar com o lembrete da tintura de nogueira a cada 7 dias ou de acordo com o recomendado pelo terapeuta.

# PROGRAMA DESPARASITANTE CLÁSSICO INFANTIL | 73

| Dia | **TINTURA DE NOGUEIRA**<br>(20 min. antes de uma das refeições em meio copo de água fria).<br>Beber lentamente (em aproximadamente 15 minutos). |
|---|---|
| 1 | 1 gota |
| 2 | 2 gotas |
| 3 | 3 gotas |
| 4 | 4 gotas |
| 5 | 5 gotas |
| 6 | 6 gotas |
| 7 | ■ Menor de 6 meses: 1/4 de colher de chá ■ De 6 meses a 5 anos: 1/2 colher de chá<br>■ De 6 a 10 anos: 1 colher de chá ■ De 11 a 16 anos: 1 1/2 colher de chá |
| 8 | Nada |
| 9 | Nada |
| 10 | Nada |
| 1 1 | Nada |
| 12 | Nada |
| 13 | Nada |
| 14 | ■ Menor de 6 meses: 1/4 de colher de chá ■ De 6 meses a 5 anos: 1/2 colher de chá<br>■ De 6 a 10 anos: 1 colher de chá ■ De 11 a 16 anos: 1 1/2 colher de chá |
| 15 | Nada |
| 16 | Nada |
| 17 | Nada |
| 18 | Nada |
| 19 | Nada |
| 20 | nada |
| 21 | ■ Menor de 6 meses: 1/4 de colher de chá ■ De 6 meses a 5 anos: 1/2 colher de chá<br>■ De 6 a 10 anos: 1 colher de chá ■ De 11 a 16 anos: 1 1/2 colher de chá |

# Programa Desparasitante Clássico para Pet

(Quantidades previstas para cada 5 kg)

- Tempo: 4 semanas.
- Ingredientes necessários:
  » Salsa (fundamental à primeira vez em que é feita a desparasitação, nas seguintes é opcional).
  » Tintura de nogueira (jejum).
  » Absinto.
  » Cravinho.

## Como realizar o programa:

- Primeira semana (uma vez por dia):
  » 1 colher de chá por dia de chá de salsa (colocar 3 punhados de salsa fresca em um litro de água, ferva 3 minutos, deixe esfriar e mantenha na geladeira).

- Segunda semana (uma vez por dia):
  » 1 colher de chá por dia de chá de salsa.
  » 1 gota de tintura de nogueira sobre os alimentos (para os cães todos os dias, e para os gatos duas vezes por semana).

- Na terceira semana (uma vez por dia):
  » 1 colher de chá por dia de chá de salsa.
  » 1 gota de tintura de nogueira sobre os alimentos (para os cães todos os dias, e para os gatos duas vezes por semana).
  » absinto: a cápsula é aberta e o conteúdo é depositado sobre a comida através da ponta de uma faca.

- **Quarta semana (uma vez por dia):**
  - » 1 colher de chá por dia de chá de salsa.
  - » 1 gota de tintura de nogueira sobre os alimentos (para os cães todos os dias, e para os gatos duas vezes por semana).
  - » absinto: a cápsula é aberta e o conteúdo é depositado sobre a comida através da ponta de uma faca (cerca de 1/8 de cápsula).
  - » cravinho: a cápsula é aberta e o conteúdo é depositado sobre a comida através da ponta de uma faca (cerca de 1/8 de cápsula).

- **Recomenda-se desparasitação dos animais de estimação regularmente** a cada três ou quatro meses e, em seguida, se possível, fazer um lembrete semanal de tintura de nogueira, absinto e cravo até a próxima desparasitação.

Por outro lado, também devemos desparasitar os nossos animais de estimação com a orientação do veterinário, utilizando vermicidas que atacam comumente nematelmintos (quase exclusivamente). Lembre-se que com a tintura de nogueira conseguimos atacar cerca de 200 famílias diferentes de parasitas que os vermicidas comuns não atacam, mas não os nematelmintos. Aos que conseguiremos erradicar com a desparasitação de *Áscaris*, e, no caso dos nossos animais de estimação deve-se usar um protocolo veterinário que ataque estes parasitas.

Para os nossos cães recomendo o levamisol injetável ou oral, pois além de vermicida é um poderoso imunoestimulante.

**Nunca se deve utilizar levamisol em gatos.**

A desparasitação comumente usada por médicos veterinários só ataca algumas famílias de parasitas, por isso é também recomendado utilizar o protocolo Clark em animais de estimação, se queremos nossos bichinhos em perfeita saúde.

# Propriedades dos Suplementos Utilizados no Programa de Desparasitação Clássica

### a) Tintura de Nogueira Preta

Beber com água fria, manter na geladeira depois de aberto o frasco e consumir dentro de três semanas. Nós conversamos sobre isso quando abordamos o programa de limpeza intestinal.

### b) Absinto (365 mg)

- Ataca os estágios intermediários do Fasciolopsis Buski que são os produtores do fator de crescimento tumoral.
- Penetra facilmente o cérebro e a medula óssea lutando contra os parasitas nestes órgãos.
- Ataca as larvas dos parasitas.
- É altamente tóxico para as células cancerígenas, mas não para as sadias (é seletivo).
- Os chineses usavam-no para combater o parasita da malária.
- Em contato com o ferro celular produz uma reação química que liberta radicais livres que rompem as membranas celulares. Lembre-se que o parasita contém grandes quantidades de ferro. Além disso, como o câncer precisa de muito ferro para replicar o seu DNA quando dividido, esta é a razão que o absinto evita a formação de tumores. (A célula de câncer de mama contém cerca de 15 vezes mais transferrina, que as células saudáveis.)
- Muito bons resultados no combate a leucemias, especialmente pelo elevado nível de ferro nas células infectadas com esta doença.

## c) Cravinho (500 mg)

- Ataca os ovos dos parasitas.
- Excelente antifúngico.
- Tem ação antibacteriana.
- É um antioxidante.
- Sua ingestão pode causar gases, é normal.

## d) Ornitina (500 mg)

Parasitas ao morrer produzem amônia, que por ter efeito tóxico no cérebro pode nos causar algum nervosismo e insônia. Ornitina ajuda a desintoxicar este amoníaco. Não é estritamente necessária sua inclusão no programa de desparasitação, porém é benéfica.

# Programa de Desparasitação Áscaris

- Tempo: 15 dias.
- Ingredientes necessários:
  - » Coenzima Q10 (400 mg).
  - » L-cisteína (500 mg).
  - » Azeite ozonizado (opcional, mas recomendado fazê-lo, pois é a forma de destruir os ovos dos parasitas de nosso organismo).

## Como preparar:

- Dia 1:
  - » 9 cápsulas de coenzima Q10 (400 mg). A partir de 70 kg, adicionar mais uma cápsula por cada 10 kg em excesso. Tome com o café da manhã.
  - » 3 cápsulas L-cisteína (500 mg): 5 minutos antes do café da manhã e almoço.
  - » 3 colheres de sopa de azeite de oliva (ozonizado 10 minutos) antes do jantar. Se ele provocar náuseas tomar apenas 1 colher de sopa (não é obrigatório, mas altamente recomendável).

- Dias 2, 3, 4, 5 e 6:
  - » 1 cápsula de Q10 (400 mg) tomar com o café da manhã.
  - » 3 cápsulas de L-cisteína (500 mg):
  - » 5 minutos antes do café da manhã e do almoço.
  - » 3 colheres de sopa de azeite de oliva (ozonizado 10 minutos) antes do jantar.

- Dia 7: igual ao dia 1.

- Dias 8, 9, 10, 11 e 12: igual aos dias 2, 3, 4, 5 e 6.

- Dia 13: igual ao dia 1.

- Dias 14 e 15: igual aos dias 2, 3, 4, 5 e 6.

## a) Coenzima Q10 (400 mg)

- O mais eficaz contra áscaris no cérebro, medula óssea... (áreas onde a maioria dos vermicidas não têm eficácia, porque eles não podem penetrar.)
- Duplica a eficácia do sistema imunitário.
- Ajuda as diferentes enzimas na sua função.
- Fundamental nos processos de respiração e produção energética das células.
- Portadora de elétrons necessários na mitocôndria celular.
- Fundamental para coração e cérebro.
- Útil também para:
  - » Diabéticos (estimula a secreção de insulina e a síntese).
  - » No combate à Peridontite.
  - » Em casos de Síndrome de Fadiga Crônica.
  - » No combate ao câncer de mama (simplesmente tomar 90 mg por dia demonstrou ser de grande ajuda nesta doença).

## b) L-Cisteína (500 mg)

A cisteína é frequentemente utilizado como um desintoxicante e, como um aminoácido precursor de glutationa, o antioxidante principal no corpo. No entanto, a cisteína é bactericida em doses mais elevadas e antiparasitário, sendo eficaz, mesmo contra a leishmaniose canina. A dose mais eficaz é de 4 gramas por dose. A desvantagem do uso de tais valores é a incidência de náusea e vômitos. Neste Programa de Áscaris recomendamos tomar 1,5 g se não sentir qualquer desconforto. Dr.ª Clark recomenda comer um pedaço de pão caso apresente este desconforto.

Cisteína é particularmente eficaz contra vermes e Áscaris. Ele também pode ser usado para desinfectar feridas e bebidas.

- Aminoácido enxofrado (apresenta um átomo de enxofre em sua cadeia lateral).
- Forma parte de numerosas enzimas, também da glutationa, da taurina, da biotina e da heparina.
- Ajuda na eliminação de muco.
- Assegura a estabilidade de proteínas e enzimas.

- Ajuda a expulsar mercúrio, cobre e chumbo.
- Protege contra os efeitos tóxicos da radiação.
- Antioxidante frente a radicais livres.
- Pode converter-se em glicose: fonte de energia.
- Ativa o sistema imunitário.
- Útil para o fortalecimento da pele, cabelo e unhas.
- Ajuda na absorção de ferro.
- Útil contra a artrite.
- Ajuda a eliminar o ácido malônico dos rins (não deve ser confundido com o ácido málico, que apresenta estrutura e propriedades físico-químicas diferentes).
- Precaução em diabéticos e em organismos muito ácidos (porque pode diminuir a eficiência da insulina).
- Ideal tomar 5 horas após ingerir azeite ozonizado ou lugol (pois estes são oxidantes).

## c) azeite ozonizado (10 minutos)

- Ataca larvas e ovos de Áscaris (praticamente todos os nematelmintos).
- O ozonizado dura aproximadamente 4 dias no azeite. Considerar na hora de ozonizar as quantidades de azeite para usar nesses quatro dias e depois ozonizar uma nova medida de azeite para outros 4 dias.

# Possíveis Sintomas de Desintoxicação Após a Desparasitação

Parasitas contêm bactérias e as bactérias contêm vírus, assim ao exterminar os parasitas podem aparecer bactérias e vírus que ocasionalmente tragam sintomas de desintoxicação. Para evitar ou minimizar estes sintomas faremos a limpeza intestinal antes de fazermos o programa clássico desparasitante (como explicado acima) que contém antiparasitários e antibacterianos, além de que também limpa as toxinas dos intestinos.

Os sintomas possíveis são:

- **Sintomas gripais (calafrios, febre, tosse...):** vírus da gripe têm sido liberados.
    - » Suplementação recomendada se estes sintomas ocorrerem: chá de sabugueiro e Oscillococcinum (um homeopático originário da França, atua na prevenção e no combate da gripe, encontrado em farmácias). (tomar pela manhã, e à noite).

- **Náusea, diarreia, problemas digestivos, febre:** geralmente foram liberadas Salmonela.
    - » Suplementação recomendada se estes sintomas ocorrerem:
      6 gotas de lugol (se não for alérgico ao iodo).
      6 vezes por dia, em água, melhor entre as refeições.

- **Tristeza, melancolia, choro:** foram liberados Clostrídium botulinum (toxina age no sistema nervoso; é a única letal por ingestão) que vai ao hipotálamo.
    - » Suplementação recomendada se estes sintomas ocorrerem:
      1 cápsula vazia com 5-10 gotas de óleo de orégano (em 1 ou 2 refeições).

# Eliminar Patógenos Alimentares

*≋≋≋≋≋*

**A**gora que já sabemos como desparasitar o nosso corpo também devemos conhecer as medidas de higiene que precisamos tomar para eliminar os patógenos que podem estar presentes nos alimentos.

- **Lugol ou HCl** (ácido clorídrico a 5%):

  » **Frutas e legumes:** 1 ou 2 gotas de lugol ou 3 gotas de HCL por cada litro de água que usamos para lavar. Recomendamos a utilização de água quente pelo menos 5 minutos. Ferver a 100 °C não acaba com os patógenos, é por isso que nos hospitais é usado a autoclave (aparelho que utiliza vapor de água sob pressão para esterilizar instrumentos) a 121 °C para desinfetar.

  » **Laticínios:** adicionar 2 gotas de lugol ou 4 gotas de HCL por cada litro de leite (leite, iogurte, queijo cottage ...) e mexer bem.

  » **Ovos:** adicionar 1 ou 2 gotas de lugol por cada meio litro de água que usamos para lavá-los.

  » **Carne e peixe:** congelar pelo menos 24 horas a uma temperatura de -20 °C. Também pode-se utilizar o Varizapper de alimentos (é um dispositivo elétrico simples que mata bactérias virulentas, vírus e parasitas por intermédio de campos eletromagnéticos). Em carne e peixe é difícil acabar com os patógenos porque apesar de cozinhá-los no forno a 200 °C, o seu interior geralmente é inferior a 90 °C.

- **Varizapper de alimentos:** colocar os produtos sobre o prato de zappeo, conecte o prato ao Varizapper e faça um ZAP de 10 minutos. (Posteriormente, vamos falar a respeito do Varizapper de alimentos).

- **Luz de espectro completo** (que também será discutido mais tarde): aniquila as bactérias, vírus e ovos do parasita presentes nos alimentos. Ponha a luz entre 20 e 30 minutos aproximadamente a 20 cm dos alimentos que vão ser higienizados.

# Os Verdadeiros Protagonistas – Nossas Doenças

A Medicina Oficial incorre em erros graves como negar a possibilidade de que os parasitas típicos de animais podem infectar seres humanos. No entanto, a realidade mostra casos como o verme do coração, sendo causada pelo parasita *Dirofilaria immitis*, que infecta seres humanos, apesar de supostamente infectar somente os cães.

Outro erro é dizer que existem parasitas endêmicos de determinadas partes do mundo, afirmação implausível na era da globalização, porque as pessoas, plantas e animais viajam para todas as regiões do planeta. Também muitas vezes determinam que não podem ter infeção de certos parasitas que são infectados através de picadas de insetos (tais como *Tripanosomas* de doença do sono ou *Plasmódio* da malária, que são transmitidos pela mosca tsé-tsé ou pelo mosquito *Anófeles*) sem ser mordido pelo inseto. Um grande erro, porque a infecção pode ocorrer de várias maneiras, além da oficialmente aceita.

Existem muitas formas de transmissão do parasita e doenças parasitárias não são exclusivas das regiões tropicais. Também a presença de um determinado parasita não implica necessariamente o aparecimento dos sintomas associados a ele. Um exemplo disso é o *Plasmódio* que pode se abrigar em nosso organismo durante anos sem causar febre e, no entanto, esse parasita pode estar causando desconforto inespecífico sem que a origem do distúrbio seja conhecida.

| Parasitas (penetram em nosso organismo) | |
|---|---|
| | Produzem danos. |
| | Não produzem danos (por um tempo). |

**Nem todo organismo infectado está doente no presente, mas todo indivíduo doente está infectado.**

A Dr.ª Clark, como já mencionado, descobriu que os parasitas são as principais causas de infecções virais e bacterianas. Podemos chamá-los uma espécie de cavalo de Troia introduzindo no hospedeiro multidões de micróbios hostis.

O tratamento de patógenos deve ser abordado de forma abrangente e não com a limitação da medicina convencional, que, como dissemos, ignora que muitos patógenos sejam simplesmente a ponta do iceberg de um processo muito mais complexo. Voltar nossa atenção para um único vírus ou bactéria seria imprudente, pois patógenos atuam tais quais uma equipe.

**Desparasitação deve ser a base de qualquer terapia usada para combater qualquer tipo de infecção, pois mais uma vez enfatizamos que os parasitas carregam bactérias e dentro delas, por sua vez, há vírus.**

Muitas doenças consideradas idiopáticas (onde não pode se estabelecer uma causa conhecida) pela medicina convencional são, na verdade, de origem parasitária, bacteriana ou viral.

Além das patologias já mencionadas ao longo deste trabalho, devemos mencionar as chamadas doenças autoimunes que afetam uma parte significativa da população e são cada vez mais comuns.

# Doenças Autoimunes

té o momento, as doenças autoimunes são consideradas incuráveis e seu tratamento pode ser somente paliativo. No entanto, a partir da perspectiva da Terapia Clark, vamos ver que isso não é assim e que, pelo contrário, há uma maneira de evitar a dor e o sofrimento, que é um caminho para a recuperação da saúde nestas patologias.

A definição comumente aceita de doença autoimune é uma condição que ocorre quando o sistema imunológico ataca e destrói tecidos saudáveis do corpo.

Doenças autoimunes podem se dividir em dois grupos: doenças específicas de órgãos e doenças sistêmicas que envolvem distúrbios multiorgânicos.

## Exemplos de doenças autoimunes multiorgânicas ou sistêmicas:

- Artrite reumatoide.
- Algumas dermatites.
- Doença de Behçet.
- Esclerodermia.
- Esclerose Lateral Amiotrófica.
- Esclerose múltipla.
- A doença de Kawasaki.
- Espondiloartropatia.
- Fibromialgia.
- A febre reumática.
- Granulomatose de Wegener.
- Lúpus eritematoso sistêmico.
- Polimiosite e Dermatomiosite.
- Psoríase.

- Púrpura trombocitopênica.
- A sarcoidose.
- Síndrome de Fadiga Crônica.
- Síndrome de Guillain-Barré.
- Síndrome de Sjögren.
- Vasculite sistêmica.
- Vitiligo.

## Doenças autoimunes – órgão específico:

- Alopecia areata.
- Anemia perniciosa.
- Atrofia gástrica.
- Cirrose biliar primária.
- Colangite esclerosante primária.
- Colite ulcerosa.
- Diabetes Mellitus tipo I.
- Doença celíaca.
- Doença Basedow.
- Doença de Addison.
- Doença de Crohn.
- Doença de Graves.
- Hepatite autoimune.
- Miastenia graves.
- Mixedema primário.
- Neuropatias.
- Oftalmia simpática.
- Pênfigo vulgar.
- Síndrome de Miller-Fisher.
- Tireoidite de Hashimoto.
- Uveítes.

O mais comum é ouvir que as doenças autoimunes são causadas por um sistema imunitário "que enlouquece" e ataca os tecidos. Mas esta não é a verdadeira causa, apenas os sintomas que vemos nestes distúrbios orgânicos. Mas, por que se comporta desta forma o sistema imunológico? Neste ponto, a medicina convencional não sabe o que responder, e desculpa-se com a habitual resposta "... de etiologia desconhecida".

**A Medicina biológica descobriu, quase meio século atrás, que a verdadeira causa de todas as doenças autoimunes é de origem infecciosa. Os vírus, bactérias, parasitas, fungos e protozoários estão presentes na gênese destas patologias.**

## Doença autoimune = Patógenos

### Existe um patógeno específico para cada doença autoimune?

Que um agente patogênico esteja presente num indivíduo saudável sem causar dano aparente não significa que em outro indivíduo possa não estar perturbando o funcionamento normal do organismo.

O mesmo patógeno pode causar uma ou mais doenças com sintomas completamente diferentes, dependendo da individualidade bioquímica da pessoa e do órgão no qual ele está localizado.

No entanto, em todos os casos de doença autoimune, assim como em muitas outras doenças degenerativas, SEMPRE encontramos bactérias do gênero *Mycoplasma* (que são mais sensíveis aos antibióticos convencionais) e frequentemente amebas, *Fasciolopsis Buski, Fasciola Hepática, Clonorchis Sinensis, Áscaris Lumbricoides*, e outras cepas bacterianas (*Shigella, estreptococos, estafilococos*).

No entanto, existem muitos outros agentes patogênicos envolvidos em processos autoimunes.

As diversas bactérias do gênero *Mycoplasma* desempenham um papel-chave na gênese de TODAS as doenças autoimunes, bem como em muitas outras doenças degenerativas. O mesmo podemos dizer de certas estirpes parasitária e amebiana.

Em qualquer caso, existe uma bactéria ou patógeno específico para cada doença autoimune ou de outra natureza.

Nunca encontramos um único patógeno, SEMPRE há um conjunto de bactérias diferentes, vírus, parasitas e fungos trabalhando simultaneamente.

Numerosos patógenos regularmente presentes na flora intestinal, como Clostridium, Klebsiella, Escherichia, Proteus ou Veillonella aparentemente inócuos, impactam de maneira muito negativa sobre tais processos. Assim, podemos deduzir que nestes processos as cepas bacterianas envolvidas estão presentes em nosso organismo, com determinada frequência.

**Os agentes patogênicos** são capazes de desencadear uma resposta imunitária que afeta os tecidos do organismo hospedeiro. Os mecanismos que desencadeiam este fenômeno são numerosos, mas entre eles destacam-se três:

- **Superantígenos**: um antígeno é qualquer substância capaz de estimular a produção de anticorpos específicos. No entanto, um superantígeno é uma molécula produzida por um agente patogênico que provoca uma resposta específica e envolve uma grande percentagem de linfócitos e uma libertação maciça de citosinas pró-inflamatórias, sendo o resultado de uma resposta imune enorme.

- **Reatividade cruzada**: A maioria dos antígenos são proteínas. Quando um antígeno bacteriano ou viral é semelhante a um corpo de proteína, é possível que os anticorpos gerados para desativar o referido antígeno se liguem às proteínas do organismo e gerem inflamação e danos nos tecidos.

  Como vimos, a maior parte das substâncias com efeitos antigênicos são proteínas de elevado peso molecular, isto é, que são cadeias longas de aminoácidos. E acontece que quando um anticorpo se liga a um antígeno é sempre no mesmo elo da cadeia de aminoácidos. Aqui é onde a confusão surge, pois o sistema imunitário reconhece a proteína pelos elos da cadeia de aminoácidos, mas não ao longo da cadeia, ou seja, para ele, as proteínas orgânicas e as proteínas antigênicas são o mesmo. Patógenos estão cientes desse mecanismo de reconhecimento e o utilizam contra o sistema imunitário para passar despercebidos. Este mecanismo de defesa usado por numerosos patógenos é chamado "mimetismo molecular", se caracteriza pela produção de moléculas semelhantes sob o ponto de vista estrutural, antigênico ou funcional, por parte de um microrganismo patogênico, a fim de apresentar determinadas características biomoleculares semelhantes às de seus organismos hospedeiros. Com o passar do tempo, o sistema imune detecta os patógenos e os ataca, mas também ataca os tecidos sendo incapaz de diferenciá-lo.

- **Formação e deposição de complexos imunes:** quando um anticorpo neutraliza um antígeno forma-se um complexo chamado antígeno-anticorpo. Estes complexos devem ser exterminados porque a sua acumulação no organismo causa problemas. Numerosas bactérias e vírus produzem antígenos que resultam na formação de complexos imunitários que não são corretamente detectados pelos macrófagos e, assim, devem ser processados por lisossomos intracelulares (são bolsas membranosas que contêm enzimas capazes de digerir substâncias orgânicas) da camada de células que revestem o interior dos vasos sanguíneos (endotélio vascular). Mas, uma vez saturado esse mecanismo de defesa, os complexos autoimunes depositam-se nos tecidos, provocando uma resposta inflamatória que acaba com antígenos, mas também com os tecidos.

# As Portas de Entrada e Saída dos Parasitas

## Portas de entrada dos parasitas

A penetração de parasitas em nossos corpos poderia se dizer que é relativamente fácil, pois eles têm muitas "portas de entrada":

- Boca.
- Vias respiratórias.
- Conjuntiva (uma membrana mucosa que reveste a parte posterior da pálpebra e se prolonga para recobrir a parte branca do olho).
- Ouvido.
- Pele. Aqui podemos distinguir duas formas de penetração:
    » Direta (quando alguns parasitas rompem a barreira: Strongyloides, Ancylostoma e Toxocara)
    » Quando alguém abre a porta (mosquitos, carrapatos ...)
- Ânus, vagina, mucosa uretral.
- Lesões e injeções.
- Mucosa corroída (boca ou intestino).
- Cárie.

Por outro lado, devemos conhecer como os parasitas podem deixar um organismo de modo a ter a possibilidade de se estabelecer em outro e, assim, preservar a continuidade da espécie.

## Portas de saída dos parasitas

- Ânus.
- Vias respiratórias.
- Saliva.
- Fluidos genitais.
- Sangue e derivados.

Uma vez que em nossos corpos a multiplicação dos parasitas é elevada para garantir sua sobrevivência tal qual espécie.

- Uma fêmea de Áscaris pode botar cerca de 200.000 ovos por dia.
- No Plasmodium, um esporozoíto (fase protozoário em que podem infectar novos hospedeiros) que penetra o tecido hepático onde podem ser libertados de 30.000 a 40.000 merozoitos na corrente sanguínea (o resultado de reprodução por divisão múltipla do protozoário) para quebrar o hepatócito.
- Milhares de endósporos de Coccidioides immitis.
- Milhões de Yersinia pestis (peste bubônica).

Para os parasitas é muito fácil sobreviver porque, além de se nutrir de "nós" também se alimentam dos produtos que fazem parte da nossa dieta regular. Devemos também ressaltar que podem nos causar sérias deficiências em vitaminas e minerais, uma vez que em alguns casos eles precisam destes nutrientes para sobreviver.

Um exemplo curioso deste consumo de alimentos que fazem parte da nossa cadeia alimentar, e que são "preferidos" pelos parasitas, é o seguinte:

- Áscaris Lumbricoide: parte de sua dieta: leite, pepino, kiwi, abóbora, abobrinha, melão e quercetina. É também consumidor de vitamina B12 e ferro.
- Áscaris Megalocéfalo: qualquer tipo de carne animal, incluindo frango e peru.
- Clonorchis Sinensis: aveia.
- Dirofilaria: lactose.

- Eurytrema Pancreático: abacaxi, limão, frango, canela, coco, brócolis crus, alface, melão e gordura de porco.
- Echinooorvohium Recurvatum: lácteos.
- Fasciola Hepática: glúten.
- Oncocherca: milho e ácido linoleico.
- Paragonimus: frango, limão, alface, abacaxi, melão ...
- Plasmodium (parasita da malária): trigo, frango, limão, alface, abacaxi, melão, aveia, salsa, goiaba, chá.
- Fascioloosis Buski (parasita gerador do câncer): cebola, alho, aloe vera, aspargos, alho-poró, lentilhas, pão.
- Gastrothvlax (causa de síndrome de Down, doença policística hepática e fibrose cística): ácido cinâmico (obtido do óleo de canela).
- Strongvloides: batatas.

Com isto, queremos enfatizar a facilidade que estes parasitas têm para sobreviver e nutrir-se em nossos corpos, uma vez que tenham entrado no mesmo.

# Como é Diagnosticada a Presença de Parasitas no Organismo?

tualmente, os métodos de diagnóstico utilizados na medicina convencional e biológica são incapazes de detectar a maioria das infecções parasitárias, uma vez que a verdadeira origem da doença passa despercebida.

Não podemos continuar nos apegando à crença equivocada de que um parasita digestivo típico não pode viver em outra parte do corpo. A experiência mostra que estes patógenos podem prosperar e se desenvolver nos lugares mais inusitados: no cérebro, olhos, rins, brônquios, no coração, fígado, vias biliares, músculos, veias...

Embora seja verdade que cada patógeno invada de preferência certos órgãos e parasita certas espécies, isso não é sempre assim e temos de levar em conta. Muitos parasitas considerados únicos para os bovinos, cães e ratos têm infectado os seres humanos.

Todas estas afirmações não são o resultado de conjecturas ou especulações, mas conclusões tiradas por métodos diagnósticos como a microscopia de campo escuro, o Sincrômetro e Dermatron (aparelho de eletroacupuntura Voll). Tais métodos não são oficialmente reconhecidos, mas, sem dúvida, são muito superiores aos métodos convencionais e abriram novo caminho para terapeutas e pesquisadores. A única desvantagem do uso desses métodos é que exigem muitas horas de prática para quem pretende dominá-los. E sem dúvida, o mais preciso de todos é o Sincrômetro (criado pela Dr.ª Clark), porque com ele podemos detectar qualquer agente patogênico em qualquer parte do corpo, com uma precisão que excede o nível de detecção dos métodos de análise convencionais. Graças ao Sincrômetro, a Dr.ª Clark conseguiu fazer sua pesquisa inovadora e desenvolver esta terapia maravilhosa.

Os métodos convencionais, baseados na detecção de ovos ou parasitas em fezes, coproculturas (é o exame bacteriológico das fezes) ou sorologia (é o estudo científico do soro sanguíneo – anticorpos) são notoriamente insuficientes e não dão uma imagem fiel do que realmente acontece em nosso corpo.

A Dr.ª Clark descobriu que cada patógeno vibra em uma frequência de onda única e este pode ser detectável em qualquer órgão do corpo, porque as frequências são registradas na nossa saliva.

Áscaris, por exemplo, vibra entre 403,85 e 409,7 kHz, Clonorchis sinensis entre 425,7 e 428,75 kHz, herpes simplex 1 entre 291,25 e 293,05 kHz, etc.

Patógenos têm seus lugares favoritos para viver, por exemplo, o órgão preferido de Dirofilaria (verme do coração – Dirofilariose cão) é o coração humano e do Áscaris o sistema digestivo. Mas, na verdade, qualquer parasita pode ser encontrado em qualquer órgão, especialmente se contaminados com solventes, metais ou outros tóxicos.

A Terapia Clark utiliza uma pequena amostra de saliva para detectar a presença de qualquer agente patogênico existente no corpo ou em um órgão particular. Usamos o Sincrômetro buscando as ondas de frequências emitidas por patógenos que estão registrados na amostra de saliva. Com este dispositivo, também podemos especificar em que órgão, tecido ou célula, está o patógeno detectado.

A Dr.ª Clark procurou, durante anos, agentes patogênicos e os tóxicos causadores de cada doença, desenvolvendo um protocolo para cada um. Mas, devemos sempre ter em mente que não existem doenças, senão doentes, e que cada caso é único. O fato é que, com alguns remédios naturais nós podemos acabar com quase todos os parasitas que causam a maioria das doenças.

**A Terapia Clark tem outro ponto a seu favor – com alguns suplementos pode tratar quase todos os patógenos existentes, porque cobrem um amplo espectro de ação e, portanto, na maioria das vezes não é nem necessário saber especificamente que parasitas estão infectando a pessoa, pois a cisteína, a coenzima Q10 (400 mg), azeite de oliva ozonizado e a tintura de nogueira são capazes de matar mais de 200 tipos diferentes de parasitas.**

A Dr.ª Clark, ironicamente, ressaltava que a medicina convencional usa diferente antiparasitária para cada parasita (tricloroetano, tetracloreto de carbono, organoclorados, albendazol) porém todos são tóxicos, assim, os indivíduos altamente infectados morrem antes intoxicados pelo grande bombardeio farmacológico, do que por parasitas.

Felizmente, na Terapia Clark empregamos poucos remédios e nunca tóxicos, que cobrem um amplo espectro de parasitas.

Também devemos considerar, ao conduzirmos uma desparasitação, que ao matar um grande número de patógenos, seus restos mortais podem sobrecarregar o nosso sistema digestivo. Portanto, toda a desparasitação também deve ser depurativa, por isso, para a Terapia Clark é sempre preferível fazer primeiro o protocolo de limpeza do intestino, em vez do protocolo desparasitação padrão, o qual foi preparado pela primeira vez pela doutora, mas é preferível realizá-la após a limpeza intestinal.

# Por que Ficamos mais Doentes Agora?

## Terapia Clark e a melhora do sistema imunológico

Já vimos como limpar o corpo de parasitas e outros agentes patogênicos. Portanto, vamos discutir a questão da remoção de tóxicos, que é a segunda parte essencial do protocolo sanitário da Dr.ª Clark. As manifestações da doença são apenas a camada sob a qual podemos encontrar falhas no funcionamento de diferentes órgãos e sistemas do nosso corpo. Paralelamente a estas falhas de órgãos sempre detectamos a presença de agentes tóxicos em nosso corpo.

Nos últimos anos tem havido um desenvolvimento industrial e tecnológico importante e frenético, mas não se prestou atenção à saúde dos seres vivos no planeta. Tanto os seres humanos quanto os animais, estamos todos expostos direta ou indiretamente a muitos produtos químicos, pesticidas, fertilizantes, detergentes, medicamentos, corantes, conservantes, bem como aos avanços em eletrônica, magnetismo etc. A grande maioria desses produtos é tóxica tanto para nós quanto para o nosso meio ambiente, entendendo o adjetivo "tóxico" como é definido no dicionário: "Substância que pode causar problemas graves ou a morte de um ser vivo". A nossa comida, o ar que respiramos, nosso solo e sobretudo a água que usamos para beber, cozinhar ou assearmos estão cheios de tóxico. Os nossos locais de trabalho e nossas casas são cercados por radiação eletrônica e magnética a partir de cabos de alta tensão, computadores, micro-ondas, TV a cabo, telefone, wi-fi ...

Todos esses "tóxicos" que agem em nosso sistema imunológico geram doenças autoimunes e imunodeficiência que explica o aumento nas últimas décadas de muitas doenças degenerativas, como câncer, alergias e outros problemas de saúde graves. Além disso, as doenças infecciosas que eram pouco frequentes estão voltando a surgir, como a tuberculose, doenças venéreas fúngicas e virais, além de infestação parasitária por helmintos e protozoários. E não devemos esquecer os problemas cada vez mais comuns da fertilidade masculina e feminina. Desse modo, o início de todas estas doenças recai sobre o estado de imunodeficiência derivado da excessiva toxicidade nos órgãos. E não vamos pensar que esse estado afete somente doentes terminais, já que a maioria de nós o sofremos.

| | Limpeza Intestinal |
| --- | --- |
| **Eliminação de Tóxicos = Limpeza do Sistema Imonológico** | Limpeza Renal |
| | Limpeza Hepática |

# O que é um Tóxico?

**É** uma substância nociva para o organismo. Os efeitos que ela produz são: geração de um terreno favorável para agentes patogênicos, um bloqueio do sistema imune e disfunção de órgãos e tecidos pela grande sobrecarga a que o corpo é submetido.

| Tóxicos (na água, alimentos, ar...) | |
|---|---|
| | Geram terreno ideal para Patógenos. |
| | Bloqueiam o Sistema Imonológico. |
| | Provocam disfunções orgânicas. |

Desde a chegada da industrialização os tóxicos foram ganhando força invadindo o ar, alimentos, água, produtos de limpeza, produtos para cuidados pessoais etc. Isso torna impossível não estar intoxicado. De fato, a maioria das pessoas está altamente intoxicada. Este grande envenenamento que nos rodeia diariamente é explicado pelo aumento de casos de doenças degenerativas: *nosso sistema imunológico entrou em colapso e não pode lutar contra os patógenos que nos invadem.*

Exemplos de tóxicos:

- Ácido malônico.
- Álcool isopropílico.
- PCB, xileno, tolueno.
- Benzeno e derivados.
- Lantanídeos.
- Cloro.

- Amianto.
- Álcool metílico.
- Formaldeído.
- Metais pesados.
- Corantes azoicos.
- Radioatividade.

# Principais Fontes de Tóxicos

## 1. Água

O primeiro e mais importante passo para eliminar as toxinas do nosso corpo será reduzir os derivados da ingestão de água. Hoje em dia, praticamente em todo o mundo as águas "potáveis" possuem tóxicos como: polônio, corantes azoicos, metais pesados, amianto, benzeno, cianetos de ferro. Além disso, no cloro comumente utilizado para desinfetar as águas a Dr.ª Clark encontrou: radiação alfa, antimônio, arsênio, amianto, bário, benzeno, boro, cádmio, cério, corantes azoicos, crómio III e IV, cobalto, cobre, dodecano, disprósio, európio, molibdênio, cianetos de ferro, azul de metileno, níquel, paládio, PCB, polônio, promécio, rutênio, silício, gadolínio, hólmio, índio, lantânio L, estrôncio, tântalo, tungstênio, urânio R. *Sendo assim, a água clorada é uma importante fonte de substâncias imunossupressoras* e, em consequência, também os alimentos que são irrigados e cozidos com ela.

Uma opção para eliminar a ingestão de tóxicos através da água é beber água destilada, água que também vamos usar para cozinhar. (Com isto queremos dizer que destilaremos água usando um destilador caseiro e evitando comprá-la destilada, uma vez que na maior parte da água comprada sob o nome de "destilada" encontramos metais pesados.)

## 2. Tóxico Bucal

Além de evitar tóxicos derivados da água, alimentos etc., outro passo que devemos tomar é ir a um dentista para substituir obturações de metal (amálgamas) por outras sem metais ou substâncias tóxicas. De preferência ir a um dentista holístico, pois muitos dentistas ainda acreditam erroneamente que o amálgama não seja prejudicial. Poderíamos dizer que estes amálgamas são a segunda causa principal de intoxicação, depois da água. Mais tarde, vamos examinar em maior profundidade esta questão.

## 3. Alimentos

Atualmente, frutas e legumes são normalmente pulverizados com cera, corantes, pesticidas (tálio), antifocos e antimofos, que contêm grande quantidade de metais pesados tóxicos, corantes azoicos e ácido malônico (principal causa de doenças degenerativas e insuficiência renal). Na agricultura orgânica também costumam encontrar-se micotoxinas produzidas por fungos (não tendo sido estas frutas e legumes tratados com pesticidas ou fungicidas). Para remover os tóxicos dos alimentos temos a opção de colocá-los 10 minutos no Varizapper, que é um dispositivo inventado pela Dr.ª Clark que neutraliza muitos tóxicos dos alimentos (capítulo destinado à abordagem de aparelhos falaremos mais em profundidade do Varizapper de Alimentos).

Devemos também evitar outras fontes de tóxicos, como tabaco, dentífricos que contenham metais, bebidas comerciais, café, a vaselina, cereais frios (típico em supermercado) e evitar o uso de micro-ondas e grelhador, que oxidam os minerais dos alimentos tornando-os metais tóxicos.

## 4. Drogas imunossupressoras

A maioria dos medicamentos alopáticos atualmente utilizados contêm imunossupressores tóxicos. Entre eles estão: analgésicos, antibióticos, antifúngicos, antivirais, antiparasitários, tranquilizantes, anestésicos, anti-hipertensivos, hormônios, antialérgicos, anticoagulantes, anti-inflamatórios... À frente, encontramos os antibióticos. A penicilina provoca uma queda do número de leucócitos, granulócitos e neutrófilos e aumenta o número de eosinófilos que podem causar anemia hemolítica e podem provocar reações alérgicas. As tetraciclinas inibem a produção de granulócitos, trombócitos, linfócitos e interrompem a atividade dos fagócitos. Eritromicina inibe a função dos linfócitos e aumenta o número de eosinófilos. Além disso, a maioria dos analgésicos pode causar leucopenia (baixa de glóbulos brancos).

## 5. Patógenos e sistema imunitário

É necessário certo grau de imunossupressão sistêmica ou localizada em um ou mais órgãos para que qualquer tipo de agente infeccioso consiga desenvolver e produzir danos em órgãos. Além desta imunossupressão prévia necessária para promover o desenvolvimento e atividade de agentes patogênicos, devemos salientar algo que não se costuma falar quando imunodeficiências são tratadas, que é o papel dos agentes patogênicos de contribuir para situações de imunossupressão.

**Parasitas, bactérias, vírus, fungos e outros micróbios patogênicos causam imunossupressão por danos diretos às células imunes, já que ao longo da infecção são gerados radicais livres que danificam as células e entre elas também as células do sistema imunitário.**

À medida que haja excesso de patógenos no organismo, sejam parasitas, bactérias, vírus ou fungos, ocorrem diferentes reações de imunossupressão, destacando-se entre outros:

- Mudanças na fagocitose (eliminação de agentes patogênicos e tóxicos) por leucócitos.
- Redução da produção de Interferon-gama (substância produzida por leucócitos para destruir agentes patogênicos).
- Aumento da apoptose linfocitária (suicídio de células do sistema imunológico).
- Alterações no complemento C3 (parte importante do sistema imunitário).
- Diminuição do número e atividade dos leucócitos.

Mas, talvez, a maior atividade imunossupressora ocorra por parasitas porque geram ou estimulam a produção de substâncias inibidoras do sistema imune. Sabe-se que o Trypanosoma cruzi, Toxoplasma, Leishmania e Schistosoma produzem substâncias para inibir a atividade do complemento. Entamoeba histolytica, por sua vez, produz inibidores de neutrófilos e linfócitos T. Áscaris lumbricoides produzem antilisosomiales proteases (se lembrar que os lisossomas são vesículas que contêm enzimas para digerir as partículas que entram nas células, tais como bactérias).

Leishmania produz alterações na fagocitose, na produção de anticorpo, redução das células CD4 e inversão da relação de CD4 / CD8 etc.

Os Schistosomas diminuem a atividade do complemento, causando diminuição da produção de linfócitos, inversão da relação CD4 / CD8 e aumento de anticorpos.

Talvez o mais notável seja a imunossupressão grave que pode levar à presença de diferentes agentes patogênicos em nosso corpo, onde alguns estimulam e ativam o sistema imunitário, e outros o intoxicam com produtos do seu metabolismo. Entretanto, se este relacionamento dual imunoestimulação-imunossupressão for sustentado ao longo do tempo, vai levar a uma imunodeficiência grave de difícil reversão em alguns casos. Daí a importância de se manter o mais limpo possível de parasitas.

## 6. Suplementos vitamínicos e minerais

Grande parte deles estão carregados com tóxicos, podendo se encontrar neles cloro e outros grandes imunossupressores básicos, se não forem tidos em conta para o processamento pontos tão importantes como evitar cloro para a limpeza de máquinas de embalagem e, claro, usar apenas recipientes de polietileno 2 ou de vidro. Todos os casos em que esses materiais não sejam utilizados, ou as tampas dos recipientes sejam de metal pode garantir a toxidade destes suplementos.

Por isso, recomendamos utilizar apenas produtos genuínos Clark que têm sido produzidos e embalados para que não contenham tóxicos imunossupressores.

# Estimulando nosso Sistema Imunológico

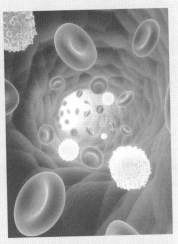

Devemos ser conscientes que o nosso estado imunológico não depende apenas do número de células brancas, contabilizadas numa análise sanguínea. É muito comum, que embora possua o número de glóbulos brancos dentro da normalidade, entre 5.000 e 10.000/mm3, estes não cumpram eficientemente as suas funções de defesa. Este exemplo relativamente comum é talvez o que mais nos ocupa na Terapia Clark. Como pode ser possível que grande parte da população contraia patologias degenerativas, quando a contagem das suas células brancas esteja dentro dos limites normais? Simplesmente, porque estes glóbulos brancos não intoxicados ainda que dentro dos valores normais não trabalham corretamente.

A medicina convencional pode verificar quantas células brancas temos no sangue, mas não o estado de toxicidade em que se encontram. Por meio dos exames com Sincrômetro, a Dr.ª Clark verificou que os glóbulos brancos, de quase todos os pacientes, que recorriam à sua consulta, apresentavam o que ela denominou de "cinco imunossupressores básicos", ou seja: benzeno, metais pesados, corantes azoicos, amianto e PCB's (Bifenilos policlorados).

Evidentemente, que existem outros tóxicos perigosos para a saúde, mas no que concerne ao sistema imunológico, os que mais nos ocupam na Terapia Clark são estes "cinco básicos", já que foram os detectados em nível do sistema imunológico de todos, mas absolutamente todos os doentes degenerativos e com patologias infeciosas. Talvez se lhes deva atribuir uma importância primária já que se detectam, desde vários anos, na maioria da população, embora não sofram, até hoje, de nenhuma patologia, mas que são candidatos a desenvolver uma patologia degenerativa no futuro.

Os glóbulos brancos, quando saudáveis, podem detectar agentes patogênicos e partículas tóxicas indesejáveis desde uma distância considerável através de membranas exteriores que agem como meio de sensores. Na maioria dos casos testados, verificamos que não podem realizar corretamente uma função básica como a detecção e eliminação de patogênicos e tóxicos nos diferentes órgãos porque estão intoxicados. Por outro lado, as células brancas foram polarizadas ao sul, devido aos diferentes metais pesados que transportam para a sua eliminação, quando para uma correta função seria necessária a polaridade norte. O fato de não poder realizar corretamente o trabalho de eliminação dos tóxicos começa a prejudicar a sua função.

O primeiro passo que devemos dar, para que o sistema imunológico seja eficiente, é ajudar a desintoxicar os glóbulos brancos para que possam realizar a descarga de tóxicos através da bexiga e expulsá-los pela urina. É necessário, portanto, "alimentar" os glóbulos brancos para que possam lutar contra patogênicos e tóxicos.

**Sempre ouvimos falar de suplementos de imunoestimulantes, mas devemos saber que é mais importante desintoxicar os nossos glóbulos brancos, caso contrário, mesmo que se tentem estimular, não conseguem realizar corretamente o seu trabalho.** É muito importante estimular nossa imunidade, mas ainda é mais importante eliminar o consumo direto de tóxicos que inabilitam o sistema de defesa e ajudam essas células a se separar da carga tóxica que se conectou às suas membranas.

| **Funcionamento Imunológico Correto** | Eliminar fontes imunossupressores básicos. |
| --- | --- |
| | Apoiar os glóbulos brancos. |

# Os Cinco Imunossupressores Básicos

*Símbolo polietileno de alta densidade, PEAD Inglês*

**PCBs:** nossos glóbulos brancos têm colocados seus sensores nas membranas externas, cujo principal componente são lipídios (gorduras). PCBs dissolvem esta gordura e os leucócitos ficam desativados. Estes PCBs são extremamente tóxicos para os seres humanos e animais, porque também são substâncias oncogênicas, ou seja, geradoras de câncer, e potencialmente prejudiciais ao sistema nervoso e imunológico. **A fonte mais importante de PCBs é água clorada** e tudo o que foi tratado com esta água: alimentos, sabões, detergentes de uso geral, plásticos (exceto o polietileno 2, que é o único plástico não tóxico e o que devemos utilizar para conter alimentos e água). É importante que fiquemos atentos aos recipientes de plástico dos suplementos que usamos (vitaminas, minerais, ervas, aminoácidos). Dentro do recipiente de plástico na parte inferior deverá estar gravado o número 2. Se for outro número, o produto contém tóxicos (é o que ocorre com as garrafas plásticas de água mineral, não sendo polietileno 2).

Além da ação neurotóxica e imunossupressora destacamos outros danos a partir destes compostos tais quais distúrbios hormonais ou distúrbios de aprendizagem.

**BENZENO:** este tóxico é uns dos principais imunossupressores e indutores diretos ou indiretos de patologias como o câncer ou AIDS. Felizmente, o corpo humano tem alguma capacidade de desintoxicação contra este tóxico. Benzeno impede a formação de células sanguíneas, reduz o número de glóbulos vermelhos e brancos, é cancerígeno e causa a leucemia mieloide. Acumula-se preferencialmente no timo, deposita-se nos glóbulos brancos e encontra-se na combustão de gasolina, lubrificantes de água impróprias, café, vaselina, cereais frios e suplementos não testados. Os valores considerados seguros pelas agências governamentais não são confiáveis, pois partículas infinitamente menores do que aquelas consideradas seguras podem causar sérios danos ao nosso corpo. Assim, esses "traços de partículas" não deveriam existir na nossa alimentação, água, cosméticos etc., uma vez que nos prejudicam.

**AMIANTO:** este tóxico possui fibras longas e resistentes que podem ser separadas e são suficientemente flexíveis para serem entrelaçadas, e também resiste a altas temperaturas. Devido a estas características especiais, o amianto foi usado em uma variedade de produtos manufaturados, principalmente em materiais de construção, têxteis à prova de fogo, recipientes, embalagens, revestimentos, equipamentos de proteção individual, pinturas etc. Também podemos encontrá-lo em água clorada, açúcar, frutas e vegetais, além de outros produtos alimentares impregnados do amianto que se desprende das cintas dos transportadores e das embalagens.

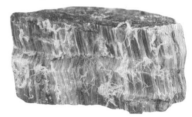

Como a maioria dos tóxicos, não importa o tamanho das partículas com as quais entramos em contato. Quanto menor sejam as partículas tóxicas que entram no nosso organismo, mais forte é o efeito tóxico. Assim, mais uma vez, as partículas não são detectadas na análise convencional por serem demasiado pequenas, porém são igualmente perigosas, e a sua atividade imunossupressora é maior. Tudo o que "toca" o amianto em nosso interior é polarizado sul, e como já sabemos, a polarização correta de nossas células é o norte. Quando nossos leucócitos detectam a presença de substâncias tóxicas, são rápidos para "devorá-las" como intrusas que são. E quando uma partícula de amianto, que tem a forma de uma agulha, é comida por um glóbulo branco, nosso organismo cobre as pontas com ferritina, uma proteína que transporta o ferro. Na tentativa de cobrir as pontas do amianto, as moléculas de ferritina são quebradas liberando o ferro que levam internamente, que faz com que o corpo produza mais ferritina, de modo que, eventualmente, "afogam" os glóbulos brancos cobrindo a sua membrana externa, deixando-os incapazes de sentir e, portanto, limitando a sua função de detectar intrusos ao redor deles, ficando totalmente inabilitados.

O amianto também tem ação cancerígena e pode ser detectado em muitos produtos alimentares, bem como certos tipos de secadores e condicionadores de ar.

**CORANTES AZOICOS:** presentes como os mencionados acima em água clorada, além de tintas para o cabelo e de certos produtos alimentares. Têm ação carcinogênica (substância com potencial cancerígeno) e, embora sejam proibidos para consumo, podem ser detectados em muitos produtos destinados ao consumo humano que foram pulverizados com inseticidas que os contêm.

**METAIS PESADOS:** do grupo de metais pesados podemos destacar: mercúrio, níquel, cádmio, chumbo, alumínio e titânio (embora realmente os dois últimos sejam metais leves). A maioria dos metais pesados são tóxicos, enquanto que outros, tais como ferro, cobre e germânio são necessários sob forma orgânica, mas altamente tóxicos na sua forma inorgânica. Seus efeitos são devastadores para o organismo, embora certos sectores da saúde ainda não tenham percebido isso ainda.

Entre as maiores portadoras de metais pesados encontramos água clorada, águas minerais, as bebidas comerciais, tabaco, cremes dentais impróprios, cosméticos, joias, louças de metal, amálgamas dentárias (que contêm mercúrio, tálio, lantanídeos e mais outros 70), e muitos medicamentos.

Entre os diversos problemas causados por metais pesados, está a de impedir a absorção de minerais necessários para o funcionamento orgânico correto, pois competem com eles na sua absorção. Também causam distúrbios hormonais, alérgicos, cognitivos e de imunossupressão.

As intoxicações lentas e graduais por metais pesados são mais frequentes que as intoxicações agudas, mas os versáteis e os efeitos altamente destrutivos que causam na nossa saúde não são tidos em conta pelos profissionais de saúde.

# Por que os Metais Pesados são tão Perigosos?

- Os metais pesados catalisam reações de oxidação e portanto estimulam a produção de radicais livres.
- Impedem a absorção de minerais e oligoelementos, necessários para as reações enzimáticas, causando assim inumeráveis bloqueios metabólicos.
- Podem mudar a estrutura das proteínas e, com certeza, dos anticorpos do nosso sistema imunológico.
- As estruturas lipídicas, que estão presentes em todas as células, podem modificar-se, pelo que a entrada e saída de nutrientes podem ver-se prejudicada.

Envenenamento subclínico por metais pesados está se tornando a causa de várias doenças.

Embora o termo "metais pesados" seja ampla, outros minerais, cuja densidade é inferior a 5 g / mm3 (densidade a partir da qual se considera que um metal seja pesado), tais quais o berílio, alumínio ou titânio são também acentuadamente tóxicos. O envenenamento por metais pesados pode ser definido como uma acumulação excessiva de metais nos tecidos, que produzem dano para o corpo, pelas seguintes razões:

- Metais essenciais interagem com similitude elétrica.
- Formam complexos metal-proteína com inativação de sua função (podendo também afetar os hormônios).
- Produzem inibição enzimática de proteínas com grupos SH -.
- Afetam o bom funcionamento de organelas celulares: mitocôndrias, lisossomos microtúbulos.

Os metais pesados competem com os minerais por causa de sua semelhança. Também substituem os minerais essenciais como magnésio, zinco, cobre, molibdênio ou manganês, mas são incapazes de ativar a função enzimática, então o resultado é a inibição enzimática, e as consequências são desastrosas. Um exemplo é a doença de Alzheimer, caracterizada pelo aumento dos níveis de alumínio no organismo, particularmente no cérebro. Isto resulta numa inibição de enzimas glicolíticas responsáveis pela degradação da glicose para obter o ATP (é o trifosfato de adenosina ou adenosina trifosfato, a molécula armazenadora de energia em todos os sistemas biológicos). Finalmente, os neurônios não recebem energia suficiente, reduzindo sua atividade e, finalmente, morrendo de fome. Este é apenas um exemplo entre dezenas de casos existentes de inibição enzimática. Qualquer inibição enzimática de uma importante via metabólica realmente vai ter consequências desastrosas. Outros exemplos são enzimas produtoras de energia que são parte da glicólise do ciclo de Krebs, que fazem parte da cadeia de transporte de elétrons.

Enfaticamente, vamos mencionar que nos séculos XVIII e XIX, a sífilis foi tratada com compostos de mercúrio. Esta doença caracterizava-se pela formação de cânceres, que são úlceras contagiosas. Essas lesões, embora não envolvessem um perigo muito sério, alarmavam pela sua aparência. Descobriu-se que o tratamento com sais de mercúrio, tanto externamente quanto internamente, fez desaparecer os cânceres. No entanto, apesar deste alívio, ao longo dos anos a pessoa tornava-se seriamente doente e terminava com demência e paralisia, que os médicos chamaram sífilis terciária. No início do século XX apareceu o Salvarsan ou 606 (Arsfenamina), assim chamado por ser a ordem do teste desse composto sintético (foi um dos primeiros medicamentos que curou uma doença infecciosa que causava uma grande mortalidade; foi a bala mágica, do bacteriólogo alemão Paul Ehrlich). A droga continha arsênico, apesar de não ser um metal que compartilha muita similaridade com os metais tóxicos. Mais tarde descobriu-se que os sais de mercúrio e Salvarsan eram os culpados pelos sintomas desenvolvidos em estágios avançados da doença e não a própria sífilis. É por isso que o Dr. Peter Pynton escreveu um livro intitulado *A sífilis é uma doença causada pelos médicos*. Na verdade, as manifestações da chamada sífilis terciária, como paralisia, perda dentária, demência ou cegueira, eram apenas consequências resultantes do tratamento com compostos de mercúrio e arsênico.

Algumas doenças que podem ter a sua origem no envenenamento por metais pesados são as seguintes:

- Autismo.
- Esquizofrenia.
- Esclerose Múltipla.
- Alzheimer.
- Parkinson.
- Nefropatia.
- Câncer.
- Infertilidade.
- Hiperatividade e falta de atenção.
- Imunossupressão.
- Anemia.
- Infecções resistentes a tratamento com antibiótico.
- Doenças degenerativas em geral.
- Problemas mentais e neurológicos de todos os tipos.
- Dermatoses.

# Como Evitar os Metais Pesados?

E m primeiro lugar, é importante limitar as fontes mais diretas, para as quais tentaremos tomar as seguintes medidas:

- **Evite beber água da torneira.** Recomendamos beber apenas água proveniente do destilador. Água mineral engarrafada é inválido, porque dependendo da fonte de que provém, pode conter mais metais que a água da torneira. Obviamente, a água das zonas costeiras é sempre muito pior. As jarras de filtragem também não são satisfatórias. O único sistema aceitável, além da destilação, é a osmose inversa. A água da torneira é uma fonte de chumbo (especialmente se os tubos do prédio são antigos), cobre (material utilizado em muitas tubulações), cádmio (usado para melhorar as características físicas das tubulações de PVC), alumínio (como resultado da adição de alúmen à água para eliminar a turbidez da mesma). Ao adicionar alúmen à água as partículas suspensas presentes na mesma precipitam-se e formam um sedimento no fundo. Por outro lado, muitos tipos de cloro utilizados normalmente contêm os cincos imunossupressores básicos, além das partículas radioativas.
- **Remova o amálgama de dentes.**
- **Evite comer peixes grandes**, como o imperador, atum, bonito, frutos do mar em geral, robalo, enguia, linguado, tamboril, salmão, dourada, sargo, raia e alabote. Peixes com menos mercúrio são a pescada, badejo, verdinho, arenque, sardinha, anchova e trutas.
- **Evite antiácidos contendo hidróxido de alumínio.**
- **Evite panelas de barro e utensílios de cozinha feitos de alumínio.**
- **Todas as vacinas** são uma importante fonte de mercúrio, pois elas contêm tiomersal, um conservante de vacinas à base de mercúrio que está sob vigilância e investigação pública e profissional e tem seu uso largamente questionado devido à crescente conscientização de sua

presença em vacinas infantis. Constitui 49% do seu peso. Portanto, a vacinação anual contra a gripe, conforme recomendado para os idosos, ou tétano, aconselhado para os trabalhadores que estão em contato com o solo, esterco ou expostos a cortes por máquinas ou implementos agrícolas, são francamente nocivas.

- **Evite o tabaco,** uma vez que é uma fonte importante de cádmio, como é conhecido há várias décadas.

- **Evite o uso do papel de alumínio para embrulhar alimentos.** Minimizar o consumo de barras de chocolate, bombons, ovos de chocolate embrulhados em alumínio e em outros produtos, uma vez que grande quantidade de partículas invisíveis de alumínio mescla-se ao alimento.

- **Evite os desodorantes, incluindo as pedras alúmen** vendidos em lojas de produtos naturais, pois contêm alúmen que não é mais que sulfato duplo de alumínio. O melhor desodorante é água com bicarbonato de sódio porque neutraliza os ácidos produzidos pelas bactérias presentes na pele que são as que causam o cheiro do suor.

# O Problema da Água

*§§§§§§§*

Temos visto que os cinco principais imunossupressores, para a Dr.ª Clark, podem ser encontrados nas águas de consumo habitual. O problema não é a fonte de água, mas o cloro que é adicionado a esta água. A Dr.ª Clark, durante seus anos de pesquisa, constatou que em todos os seus pacientes de câncer encontravam-se os cinco imunossupressores enumerados, além de outros tóxicos, que estavam com partículas radioativas incluídas. No final da sua investigação, a doutora concluiu que todos os imunossupressores estavam presentes no cloro adicionado à água pública.

A diferença entre os doentes de câncer e as pessoas que não o padecem radica na existência de dois tipos de água, e principalmente de dois tipos de cloro acrescentado. O mais tóxico é onde encontramos **ferrocianeto de potássio** (é classificado como um sal neutro. Sua fórmula é $K_4[Fe(CN)_6]$ – apresenta propriedades tóxicas) e, por outro lado, está o cloro aprovado pela NSF (Fundação Nacional de Ciência dos Estados Unidos da América) no qual encontramos **ferricianeto de potássio** (solúvel em água e sua solução apresenta um cor verde amarelada fluorescente, sua fórmula é K3[Fe(CN)6]), que segundo os estudos da Dr.ª Clark não favorece o câncer, se bem que pode causar outros tipos de patologias graves.

Em relação aos cloros, descobrimos que a toxicidade se altera dependendo da zona geográfica. Na Europa, os doentes de câncer tinham ingerido cloro muito alto em polônio (radioativo) e corantes azoicos, mas menos alto em benzeno e PCB's que noutras zonas do mundo.

Todos os cloros utilizados, tanto o aprovado pela NSF quanto outros, apresentam partículas de polônio e (elemento lantanídeo) que são os dois primeiros elementos na cadeia que forma um câncer. A diferença entre aqueles que não formam câncer reside no terceiro elemento, que é a partícula de ferrocianida (para os que padecem câncer) ou de ferricianida (para os que não o padecem).

Nos cloros que causam cancro, a doutora encontrou radiação alfa, antimônio, arsênio, amianto, corantes azoicos, bário, benzeno, boro, cádmio e outros agentes tóxicos.

## Que água devemos usar para beber e cozinhar?

As águas minerais, geralmente, são de boa qualidade, mas durante os processos de manipulação e embalagem acumulam tóxicos. O perigo de ingerir água mineral não está na própria água, mas nos tóxicos que posteriormente acumula. Podemos garantir que muitas das marcas testadas com o Sincrômetro possuem os cinco imunossupressores, além de partículas de cloro não aptos e, que provavelmente, chegam à água provenientes das máquinas de engarrafamento ou das próprias embalagens.

A melhor forma de conseguir água de boa qualidade é através da destilação. Para guardar a água, devemos utilizar, evidentemente, recipientes plásticos de polietileno 2 ou vidros, já que outro tipo de material na embalagem que vamos utilizar, incluído o plástico utilizado normalmente em muitas águas minerais, poderia contaminá-la.

Comprar água já destilada não é uma boa ideia porque de forma geral também apresenta partículas tóxicas pelo mesmo motivo que as águas minerais.

Por que é que o processo de produção de água destilada é o melhor?

O objetivo proposto ao beber água destilada é a hidratação, o que é o mesmo que conseguir $H_2O$. Durante a destilação, a água sofre um processo de vaporização através do qual perde os tóxicos que contém, como minerais inorgânicos e os patogênicos. Posteriormente, é condensada e coada por um filtro de carvão vegetal que a transforma em água pura, simplesmente moléculas de hidrogênio e oxigênio. Esta água não contém minerais inorgânicos que não podem ser assimilados pelo organismo, já que os únicos minerais que podemos absorver são os orgânicos, quer dizer, previamente sintetizados por plantas ou minerais. Os minerais presentes na água não destilada, por não serem absorvidos acabam sendo depositados nas paredes intestinais, artérias, articulações, rins... Os únicos seres vivos que podem assimilar os minerais inorgânicos são as plantas. A água destilada não provoca desmineralização, como afirmaram alguns setores da saúde. A água não pode extrair nada nem das células nem dos tecidos nem de nenhum mineral que forma parte da sua estrutura.

A água destilada limpa, apenas, o organismo dos minerais inorgânicos que nos sujam e que o organismo não pode assimilar.

Relativamente, a outra crítica que afirma que a água destilada acidifica quando do seu contato com o ar, temos de concordar, mas este fato não é o responsável por um aumento da acidose orgânica, já que esta depende fundamentalmente do correto funcionamento de rins e fígado. No entanto, esta leve acidose das águas destiladas pode ser corrigida acrescentando-se ¼ de colher de bicarbonato sódico testado por cada 4 litros de água, para quem o desejar.

A água da chuva seria ideal para beber ao estar destilada, mas o problema é que atravessa a atmosfera e acumula todo o tipo de tóxicos com os quais se encontra.

| Remover fontes de imunossupressora básica | Beber e cozinhar com água destilada |
| --- | --- |
| | Remover restaurações metálicas (ir ao dentista holístico) |
| | Usar varizapper de alimentos e limitar o consumo de alimentos potencialmente tóxico |

# Como Apoiar o Nosso Sistema Imunológico?

Nossos leucócitos, igualmente à todas as células do nosso corpo, precisam alimentar-se para serem capazes de funcionarem corretamente. Os alimentos que eles precisam são:

- **Selênio orgânico.**
- **Germânio orgânico** (procedente da hortência).
- **Vitamina C orgânica** (procedente da roseira brava).

Quando tomamos suplementos como o selênio, hortência e roseira brava, os glóbulos brancos eliminam automaticamente a carga tóxica e começam a trabalhar de forma mais eficiente. A melhor forma para aumentar a nossa imunidade é tomar os três suplementos em conjunto já que os três trabalham em sinergia. Tomamos a roseira brava pelo alto conteúdo em vitamina C orgânica e capacidade para agir como antioxidante tanto do selênio, quanto do germânio orgânico, devido ao alto conteúdo em flavonoides.

O suplemento com o selênio ativa a descarga e limpeza dos glóbulos brancos, que caso não disponham de suficientes níveis deste mineral não se podem limpar para seguir ativos. Por outro lado, o suplemento com germânio orgânico, procedente da hortência, além de contribuir para a limpeza dos glóbulos brancos, eleva a atividade dos linfócitos cooperadores e inibe os linfócitos T reguladores. Aumenta, também, a atividade das células "natural killers" e dos macrófagos, e a produção de interferão (é uma proteína produzida pelas células do organismo para defendê-lo de agentes externos como vírus, bactérias, células de tumores, esclerose múltipla, hepatite C e leucemia).

É importante salientar que a melhor fonte de germânio orgânico é a hortência, já que a maioria dos suplementos de germânio testados contêm vestígios de germânio inorgânico, benzeno e amianto, que transformam o germânio bom em germânio não só ineficaz, mas também tóxico para o sistema imunológico.

Devemos alimentar os glóbulos brancos várias vezes por dia, pelo menos 3 por dia, para conseguir o apoio necessário para o seu bom funcionamento. Estes suplementos devem ser ingeridos às refeições.

Outros suplementos recomendados para apoiar o sistema imunológico são:

- **MSM:** poderoso imunoestimulante com enxofre que além de ser um potente estimulador do sistema imunológico é também um excelente desintoxicante de metais pesados que realiza a função de transformar o ferro e o germânio oxidados em ferro e germânio bons. As doses recomendadas são de 1 cápsula de 650 mg em 2 ou 3 refeições.

- **IP6** (inositol hexafosfato): fortalece os glóbulos brancos e extrai a radioatividade do organismo. É, simultaneamente, um excelente quelante de metais pesados e oxigenador orgânico. Resulta fundamental extrair a radioatividade, cada vez mais presente do organismo, causada principalmente pela cloração da água e pelos materiais utilizados nas nossas obturações e peças plásticas dentais já que esta é aproveitada por numerosos patogênicos, transformam-se em radioativos e alcançam que os glóbulos brancos não os ataquem.

  O IP6, durante o seu importante trabalho estimulante do sistema imunológico, estimula a atividade dos "natural killers" e melhora a produção de moléculas de oxigênio reativo nos leucócitos quando estimulados pelos agentes de químicos ou bactérias. Este é um mecanismo de defesa utilizado para danificar as bactérias patogênicas. A recomendação é tomar entre 10 a 20 gotas com água 1 ou 2 vezes por dia, sempre entre refeições, para que não se iniba a absorção de minerais.

- Paralelamente a este suplemento, é recomendável a utilização diária do Varizapper, pelo menos 20 ou 30 minutos, como estimulante do sistema imunológico, já que fornece energia aos glóbulos brancos.

| | |
|---|---|
| **Apoio ao Sistema Imune** | Alimentar os glóbulos brancos com: selênio, hortência, germânio *(fundamental)* MSM e IP6 *(opcional)* |
| | Estimular os glóbulos brancos com o uso contínuo do Varizapper *(opcional)* |

| | | |
|---|---|---|
| **Sistema Imunológico Forte** | **Desentoxicar organismo** | 1. Limpeza intestinal *(fundamental – 25 dias)* |
| | | 2. Programa eliminação parasita *(opcional – 1 mês)* |
| | | 3. Desparasitação Áscaris *(fundamental – 15 dias)* |
| | | 4. Limpeza Renal *(fundamental – 3 semanas)* |
| | | 5. Limpeza Hepáticas *(fundamental)* + Suplementos de Desintoxicação *(fundamental – pelo menos 3 meses)* |
| | **Suplementos de apoio ao sistema imune** | 6. Suplementação: selênio, hortência, rosa mosqueta *(fundamental)* MSM e IP6 *(opcional – pelo menos 3 meses, mas pode continuar enquanto o desejar)* |
| | | 7. Varizapper *(opcional)* Recomendado a sua utilização desde o início da limpeza; seu uso rotineiro é benéfico uma vez feitas as limpezas. |

# Eliminar Tóxico: os Órgãos Emunctórios e Limpeza Orgânica

Um dos principais objetivos do organismo é manter a pureza dos líquidos internos. Estes fluidos, como se fossem uma rede de esgoto, recebem resíduos gerados por bilhões de células; milhões de células mortas que são despejadas no sangue e na linfa todos os dias; além dos múltiplos tóxicos que entram no corpo através do aparelho respiratório, do trato digestivo e pele.

Para lidar com essa tarefa de limpeza, o corpo dispõe de vários órgãos especializados nesta função: os intestinos, o fígado, os rins, a pele, os pulmões e o sistema linfático. São os chamados órgãos emunctórios. Quando todos estão trabalhando normalmente e o volume de resíduos não excede à sua capacidade de processamento, o terreno é mantido limpo e as células podem funcionar corretamente, mas se os resíduos excedem à capacidade destes organismos emunctórios e estes começam a funcionar mal, o terreno carrega-se progressivamente de tóxicos e gradualmente degrada-se o funcionamento orgânico.

Seguindo os protocolos de limpeza intestinal, fígado e rins da Terapia Clark, estes órgãos voltam novamente a executar a sua função de limpeza e desintoxicação.

Vale ressaltar que, dependendo da idade, várias limpezas deverão ser feitas até que os intestinos, rins e fígado fiquem limpos.

# Limpeza Renal

Para que o nosso sistema imunológico possa desintoxicar-se, os nossos glóbulos brancos necessitam esvaziar a carga tóxica na bexiga para poder expulsar esta toxicidade através da urina. Isto só ocorre se os rins estiverem totalmente limpos, já que são a passagem prévia no caminho até à bexiga.

Se os rins estão cheios de tóxicos, os glóbulos brancos não conseguem eliminar a carga tóxica. E, seguimos, como tal, imunodeprimidos. Por isso, na Terapia Clark é fundamental realizar uma limpeza renal de pelo menos três semanas e no mínimo uma vez por ano, para recuperar a imunidade.

O sistema imunológico está formado por um exército de células denominadas glóbulos brancos. Na grande maioria e mais ainda naqueles que sofrem doenças degenerativas ou crônicas, os glóbulos brancos estão intoxicados com agentes imunossupressores (radioatividade, metais pesados, benzeno, amianto, PCB's, corantes azoicos…). Os agentes imunossupressores estão presentes na maioria dos produtos que nos rodeiam: água, cosméticos, alimentos. Como tal, devemos ajudar o organismo a desintoxicar-se porque ainda que a quantidade de glóbulos brancos seja a correta, a Terapia Clark considera que a qualidade não seja a correta, já que nos organismos intoxicados os glóbulos brancos não podem trabalhar corretamente porque estão "cegos" por esses tóxicos, e, assim sendo, não podem lutar contra vírus, oncovirus, bactérias e contra o resto de patogênicos presentes na maioria de patologias.

A parte do importante papel que desempenham os rins na regulação arterial: intervêm no processo hormonal que contribui para regular a pressão sanguínea e o volume extracelular em longo prazo. Por isso, a limpeza dos rins também contribui para regular a pressão arterial.

Por vezes, o funcionamento inadequado dos rins passa inadvertido se a doença não se encontra numa fase avançada. Numerosos transtornos cutâneos, reumáticos e circulatórios são consequência da deterioração da função renal. Contudo, nenhum médico especialista em referidos transtornos considera a função renal no momento de designar um tratamento. Podemos dizer, por exemplo, que não pode existir saúde cardiovascular sem uma função renal ótima. Os rins são órgãos propensos a contrair doenças porque estão continuamente expostos a uma grande concentração de substâncias tóxicas.

A saúde e o correto funcionamento do organismo dependem em grande medida de uma adequada função renal, garantida por um sistema limpo de tóxicos.

Em numerosas ocasiões prescrevem-se tratamentos depurativos ou desparasitantes sem se considerar a capacidade funcional dos rins, pelo que frequentemente os tratamentos dão lugar a uma grande mobilização de tóxicos que sobrecarregam a função renal, produzindo inúmeras indisposições. Assim sendo, antes de levar a cabo um procedimento de eliminação de metais pesados ou de mobilização de depósitos como o ácido úrico, devemos executar um procedimento de limpeza renal destinado a fortalecer os rins e a sua capacidade de desintoxicação e excreção.

Um dos suplementos que formam parte da limpeza renal é o óxido de magnésio, já que eleva o PH da urina e dificulta a precipitação de corpos cristalinos.

A produção de cristais de oxalato endógeno pode ser, eficazmente, diminuída mediante o consumo de 250 a 500 mg de piridoxina (vitamina B6), que também se inclui no protocolo.

Por outro lado, as infeções são quase sempre a causa de numerosos transtornos renais, no entanto, na maioria das vezes passam despercebidas. Virtualmente, em todos os casos de transtornos renais graves há infeções por várias cepas bacterianas, e por este motivo a Dr.ª Clark utiliza a uva-ursi e a raiz de gengibre pela sua ação bactericida.

# Protocolo Clark de Limpeza Renal + Óleo de Orégano

- **Tempo:** 3 ou 6 semanas (segundo prescrição do terapeuta).
- **Utensílios de cozinha necessários:**
  - » Um recipiente de aço inoxidável
  - » 3 jarras de vidro de meio litro
  - » 5 recipientes de plástico de meio litro
  - » 1 coador
- **Ingredientes necessários:**
  - » 1 bolsa de ervas para rins
  - » 4 punhados de salsa fresca
  - » Cereja preta concentrada
  - » Tintura de hidraste
  - » Gengibre (500 mg)
  - » Uva ursina (500 mg)
  - » Vitamina B6 (250mg)
  - » Óxido de magnésio (500 mg)
  - » Óleo de orégano.

**Nota:** É provável que ao levar a cabo a limpeza renal, as pedras ou areia mobilizadas e acumuladas nos rins contenham um excesso de bactérias patogênicas, por isso, incluir o azeite de orégano no protocolo original de limpeza renal desenvolvido pela Dr.ª Clark é de grande ajuda.

- **Modo de preparação:**

1. Colocar ½ saco das ervas para os rins num recipiente de aço inoxidável, adicionar 2,5 litros de água, tapar e deixar repousar durante toda a noite. Na manhã seguinte, acrescentar ½ garrafa de cereja preta concentrada e ferver em fogo lento por 20 minutos. Contar o tempo de quando começar a ferver, e depois deixar arrefecer.

   Retirar as ervas e guardar num saco num congelador. Coar bem o líquido e guardar da seguinte maneira: ½ litro numa jarra no frigorífico e o restante separado em recipientes de plástico de ½ litro no frigorífico. Esta preparação dura aproximadamente 13 dias. Quando terminar, ferver por segunda vez as ervas congeladas, por 10 minutos, num litro de água e acrescentar 1/3 do frasco de cereja preta concentrada (suficiente para mais 8 dias).

2. Colocar 4 punhados de salsa fresca num 1 litro de água e ferver por 3 minutos. Esperar que esfrie e colocar ½ litro numa jarra de vidro no frigorífico e congelar o restante. Se a água de salsa terminar antes das três semanas, preparar mais.

3. Preparar cada manhã: ½ copo de água de salsa, ¾ de copo de preparação de ervas numa jarra não metálica e acrescentar 20 gotas de tintura de hidraste. Beber esta mistura várias vezes ao longo do dia. Nunca de uma só vez.

4. Tomar também:

- **No Café da manhã:**
  » 1 Cápsula de gengibre.
  » 1 Cápsula de uva ursina.
  » 1 Cápsula de vitamina B6.

- **No almoço:**
  » 1 Cápsula de gengibre.
  » 5 gotas de azeite de orégano numa cápsula vazia.

- **No jantar:**
  » 1 Cápsula de gengibre.
  » 2 Cápsulas de uva ursina.
  » 1 Cápsula de óxido de magnésio.

# Propriedades dos suplementos utilizados no protocolo de limpeza renal

A. Concentração de cereja preta:

- Magnífico desintoxicante renal.
- Diurético.
- Antirreumático.

B. Ervas para os rins:

- Reforçam o sistema imunológico.
- Ajudam na desintoxicação celular de metais pesados e benzeno.
- Excelente protetor hepático.

C. Óxido de magnésio:

- Regula o colesterol sanguíneo.
- Regula o nível de açúcar no sangue.
- Ajuda na assimilação vitamínica e mineral.
- Participa como mineral intracelular essencial para a transmissão dos impulsos nervosos.
- Participa na reparação e manutenção das células e tecidos orgânicos. Ajuda no crescimento orgânico.

D. Raiz de gengibre:

- Ação antisséptica.
- Desintoxicante renal.

E. Tintura de hidraste:

- Desintoxicante renal.

F. Uva ursi:

- Excelente antibacteriano do sistema geniturinário.
- Protetor renal.

G. Vitamina B6 (piridoxina):

- Participa na síntese enzimática.
- Ajuda a manter o equilíbrio sódio-potássio no organismo.
- Facilita a dissolução de cálculos renais.

# Limpeza do Fígado

O fígado é o órgão que desempenha mais funções no organismo, e como tal é a víscera mais volumosa de todas, pode chegar a pesar entre 1,5 e 2 quilogramas. Comunica-se com o trato digestivo através da veia-porta, que significa portal. É através da veia-porta que tanto os nutrientes quanto os tóxicos absorvidos durante a digestão chegam ao fígado. O fígado age como uma barreira que retém os elementos perigosos para o organismo, e impede a sua entrada na circulação geral e, por conseguinte para o resto de órgãos.

Entre as funções que desempenha destacamos as seguintes:

- É um reservatório de nutrientes, especialmente o ferro, o cobre e as vitaminas A e B12.

- Garante o abastecimento constante da glicose aos tecidos glucodependentes (sistema nervoso, eritrócitos, medula óssea, medula renal, gônadas, retina e linfócitos) devido à sua capacidade contínua para sintetizar glicose a partir do glicogênio armazenado ou da acetona, glicerol, ácido láctico ou aminoácidos glicogênios. É importante destacar que os depósitos do glicogênio muscular podem superar notavelmente os depósitos de glicogênio hepático, estes não estão disponíveis para o resto de tecidos e não influem sobre a glicemia, sendo utilizados exclusivamente como combustível para a contração muscular.

- Metaboliza a hemoglobina derivada dos glóbulos vermelhos mortos ou deteriorados, transformando-a em bilirrubina, e armazena o ferro restante para o seu posterior reciclado.

- Fabrica a bílis, secreção indispensável para uma adequada digestão e absorção das gorduras. Os ácidos biliares contidos na bílis protegem a mucosa intestinal, de maneira que se a bílis não flui corretamente produz-se dano da mucosa intestinal, e com isso as bactérias atravessam esta mucosa e passam a outros órgãos. A bílis atua como laxante e através dela excretam-se numerosos tóxicos, medicamentos, hormônio, colesterol...

- Regula os níveis de colesterol e hormônios, e esteroides derivados (estrógenos, andrógenos, progestágenos, corticoides...) através da sua excreção na bílis.
- Sintetiza os aminoácidos não essenciais a partir dos essenciais.
- Sintetiza fatores de coagulação, para as hemorragias excessivas que podem indicar uma alteração hepática.

Para melhora da função hepática deve-se seguir os seguintes passos:

1. Eliminar parasitas, corrigir a disbacteriosis e o excesso de permeabilidade intestinal efetuando a limpeza intestinal.
2. Desparasitação de Áscaris.
3. Efetuar limpeza renal.
4. Efetuar limpezas hepáticas, até que depois de três consecutivas não se eliminem cálculos. Muitas pessoas acreditam que fazer uma limpeza hepática seja suficiente, mas isso é um equívoco, já que os cálculos biliares, bloqueados, necessitam de várias limpezas para serem expulsos e somente após essa limpeza é que podemos observar resultados de saúde verdadeiramente significativos. Enquanto o fígado e a vesícula são limpos, realizamos os programas de desintoxicação de metais pesados, de proteção cardiovascular ou o procedimento antioxidante.

Com o fígado e vesícula biliar limpos podemos iniciar o programa de desintoxicação de metais pesados, protocolo de proteção ou antioxidante cardiovascular.

O fígado é o laboratório do organismo onde são processadas centenas de substâncias diferentes por segundo. Encarrega-se também de neutralizar todos os tipos de tóxicos para que possam ser facilmente excretados pelos rins sob a forma de urina ou por via digestiva em forma de fezes. Tem a capacidade de processar uma infinita variedade de tóxicos graças a um sistema enzimático capaz de interagir com uma ampla gama de substratos. Quando a função de desintoxicar o fígado está comprometida, o funcionamento do resto do órgão vê-se reduzido, aliás, nenhum doente apresenta função hepática regular.

**Não existe nenhuma doença, com exceção das congênitas, que não possa ser aliviada mediante um procedimento dirigido a estimular a função hepática.**

# Por que limpar o fígado?

Como explicamos anteriormente, a principal razão é devolver a este órgão a capacidade de limpeza e desintoxicação do organismo. Neste procedimento limpamos, também, a vesícula dos muitos cálculos biliares que contém e que estão repletos de patogênicos, pelo que são focos de infecção contínua. Embora nas análises sanguíneas os níveis de transaminases sejam normais, isto não significa que o fígado esteja funcionando corretamente, não nos iludamos, esses marcadores indicam se existe ou não destruição hepática, o que não quer dizer que o fígado se encontre sobrecarregado se nunca houve limpeza hepática, já que ao longo da nossa vida resíduos, patogênicos vão se acumulando.

No que diz respeito à bílis, esta não se limita a emulsionar as gorduras no intestino, é também um dos principais agentes bacterianos (impedem o desenvolvimento de bactérias) do tubo digestivo, além de estimulante dos movimentos peristálticos. É por este motivo que as pessoas com problemas hepáticos ou preguiça vesicular apresentam grande produção de gases e obstipação. Se os condutos biliares e a vesícula não são drenados de forma adequada diariamente, o colesterol contido na bílis sedimenta e acaba por formar cálculos que dificultam ainda mais a drenagem biliar, dando lugar ao fenômeno chamado retroalimentação positiva ou círculo vicioso. Isto produz a colestase, que consiste no estancamento do fluxo da bílis, cuja consequência é um estado de congestão hepática que repercute na correta circulação venosa geral, na digestão e na excreção de tóxicos.

Por detrás de muitos casos de dermatite, dores articulares, cansaço, má digestão, enxaquecas, depressão, sinusite, perda de cabelo, manchas na pele, sangramento de gengivas, rigidez na planta do pés, bolsas debaixo dos olhos, rugas na testa, e muitas outras doenças, encontra-se um fígado congestionado. Como nota histórica, resulta ilustrativo o fato de que a palavra melancolia em grego signifique "bílis negra" pois os antigos gregos sabiam que quando a composição da bílis se tornava densa e escura repercutia no estado de ânimo do indivíduo.

Mas não é só na vesícula que se formam cálculos, nos condutores hepáticos eles também aparecem. O fígado não é um órgão maciço, mas sim constituído por numerosos condutos. Quando um cálculo fica preso no meio de um destes condutos impede a drenagem de todos os lóbulos hepáticos adjacentes, com mais consequências para todo o organismo. O procedimento utilizado na Terapia Clark procura provocar uma intensa descarga de bílis mediante a ingestão de azeite e sumo de toranja para expulsar os numerosos cálculos presos nos condutos.

Um dos suplementos que utilizamos na limpeza de fígado é o sal de Epsom (óxido de magnésio). Quando ingerido, o fígado e o intestino relaxam e desidratam também várias famílias de parasitas. Além de limpar o fígado, exercem também uma função desparasitante destes órgãos. O procedimento de limpeza hepática ajuda a eliminar os cálculos da vesícula.

Por que é que a medicina convencional não consegue diagnosticar as centenas ou milhares de pedras acumuladas no fígado? Porque a maioria das pedras têm normalmente a mesma densidade que os nossos tecidos. Para poder detectar as pedras estas deveriam conter calcificações, para que se possam observar em exames como ultrassons, ressonâncias ou raios X. No entanto, as pedras acumuladas na vesícula podem ser observadas nos exames, já que são mais densas ao conter estas calcificações.

### Dicas a considerar antes de realizar a limpeza do fígado:

- Não é recomendável realizar limpezas hepáticas nem nenhum tratamento depurativo intenso se o estado da função renal estiver alterada, em caso de dúvida, exames para medir a albumina na urina são muito úteis para detectar o estado de disfunção renal. De nenhuma forma deve ser realizada uma limpeza hepática quando houver presença de albumina na urina.

- Todo o tratamento cujo objetivo seja a melhoria da função hepática não será completo se não contribuir para a excreção dos cálculos e larvas biliares. Numerosos tratamentos centram-se nos hepatócitos e esquecem os condutos biliares. Não faz muito sentido administrar cardo mariano, alcachofra ou desmodium (Calêndula, Hepatoprotetor. Estimula as funções hepáticas) a alguém cujos condutos biliares estejam obstruídos por cálculos e cuja bílis esteja por eles interrompida. Devemos saber que a maioria da população, se não realizou limpezas hepáticas, terá parte dos condutos biliares sujos ou obstruídos.

- Para a realização de uma limpeza de fígado o organismo não deve apresentar obstrução intestinal. Como tal a última refeição deve ser às 14 horas.
- Evitar a ingestão de gorduras no dia da limpeza para que esta seja mais eficaz.
- Entre as 17 e as 21 horas é conveniente colocar os pés para o alto ou massagear ajudando, assim, a desintoxicar o sistema linfático.
- É conveniente ozonizar o azeite 10 minutos para que atue sobre patogênicos e ovos de parasitas que possa ter no fígado, mas se não possuir um ozonizador, pode realizar a limpeza com azeite sem ozonizar. As propriedades do ozonizado mantêm-se somente durante 4 dias depois de realizar a ozonização, pelo que se recomenda ozonizar somente o que se utiliza nessa limpeza.
- Não realizar a limpeza se estiver doente ou convalescente, pois a limpeza requer energia.
- Depois de uma limpeza de fígado tentar evacuar bem para seguir excretando impurezas.
- A limpeza pode ser realizada em pessoas que tenham extirpado a vesícula.
- A presença de cálculos no fígado e /ou vesícula altera o equilíbrio entre os órgãos internos, e pode afetar:
  » Batimentos cardíacos.
  » Regulação da pressão sanguínea PH.
  » Regulação hormonal.
  » Formação de células sanguíneas.
  » Equilíbrio sódio/potássio.

## Possíveis causas de formação de cálculos hepáticos

São múltiplas e como verificamos, todos nós estamos ou já estivemos em contato com uma ou várias delas:

- Ingestão de caseína (proteína dos lácteos).
- Consumo elevado de frutose e sacarose, mesmo que sejam naturais como o mel, melaço, xarope…
- Ingestão de flúor: água, dentifrícios, chá, vacina, sal.

- Déficit de aminoácidos com enxofres como cisteína, metionina, taurina...
- Excesso de carnes (sobretudo porco), peru, frango, lácteos, café, chocolate, cítricos, ovos, legumes, nozes, milho, açúcar e sumos.
- Dieta baixa em gorduras.
- Ingestão de álcool.
- Obstipação (quando o alimento permanece mais de 24 horas no organismo).
- Em casos de diabetes.
- Exercício excessivo (pelas contínuas desidratações).
- Sedentarismo.
- Excesso de estrógenos (inibem a síntese de taurina).
- Perda rápida de peso.
- Terapias hormonais.
- Ingestão de clofibratos (medicamentos usados para diminuir o nível de triglicerídeos).
- Uso de anticonceptivos.

# Controvérsias na Limpeza do Fígado

A limpeza hepática tem sido um procedimento utilizado por várias culturas ao longo da História antiga e moderna. A Dr.ª Clark recuperou-a e adaptou ao seu procedimento, publicando-a por primeira vez no ano de 1993 em seu livro *A cura de todos os cancros*. A Dr.ª Clark desaconselhava realizar a limpeza hepática sem ter efetuado antes uma desparasitação, e sugeria iniciar também uma limpeza renal prévia para obter melhores resultados, já que durante a limpeza hepática muitos tóxicos se movimentam e podem sobrecarregar a função renal. Não há dúvidas sobre a segurança do procedimento da limpeza hepática. Apesar de ser um tratamento depurativo intenso, mobilizam-se muitas toxinas que podem sobrecarregar diversos sintomas devido à desintoxicação, ou seja, que são incômodos, mas positivos à saúde.

Um artigo publicado na prestigiosa revista *The Lancet* no ano 2005 causou polêmica. O referido artigo tratava do caso de uma mulher, que seguindo o conselho de uma naturopata, tinha tomado um sumo de limão com 600 mililitros de azeite, e para comprovar a veracidade da terapia mandou analisar as pedras excretadas. O resultado da análise indicou que ditas excreções não eram cálculos biliares, senão os sais derivados dos ácidos gordurosos do azeite ingerido. A partir de então, muitos "experts" começaram a pensar na limpeza hepática tal qual uma fraude.

Se analisamos o artigo detalhadamente podemos comprovar que o procedimento levado a cabo não tinha nada a ver com o procedimento que a Terapia Clark utiliza para limpar o fígado e a vesícula biliar. Em primeiro lugar, o procedimento indica utilizar sais de Epsom, já que são um poderoso colagogo para intestinos e dilata os condutos biliares. Em segundo lugar, o procedimento indica combinar sumo de toranja e azeite, já que a toranja exerce um efeito bastante diferente do limão, pois o limão favorece a constrição de colédoco ao contrário da toranja. Em terceiro lugar, o procedimento indica utilizar 160 mililitros de azeite e não 600. Parece óbvio que ante tal ingestão a maior parte do azeite permaneça sem digerir, ou absorver e forme sabões no trato digestivo. Além disso, depois de realizado determinado número de limpezas hepáticas (isto depende de cada pessoa) os condutos biliares e vesiculares ficam livres e mesmo que se realizem mais limpeza não se eliminam mais cálculos.

Vários pessoas levaram os seus cálculos para serem analisados. Particularmente, os resultados indicavam que a sua composição coincidia com a dos extraídos cirurgicamente.

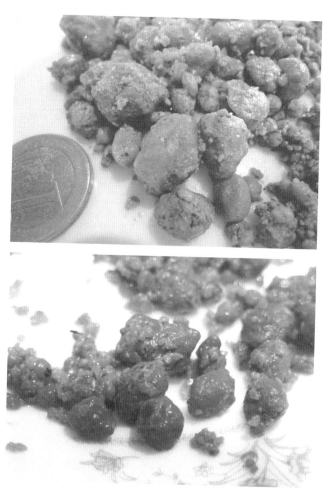

# Protocolo de Limpeza do Fígado

- **Tempo:** 1 dia.
- **Utensílios necessários:**
  - 1 xícara de café da manhã "média" (de 250 ml. aproximadamente).
  - 1 recipiente de 1 litro e outro de meio litro (ambos com tampa).

- **Ingredientes necessários:**
  - Sais de Epsom (4 colheres de sopa) ou 15 cápsulas.
  - Azeite (1/2 xícara). Se possível, ozonizado.
  - Grapefruit (1 grande ou 2 pequenas: o sumo deve encher 3/4 partes de uma xícara).
  - Ornitina (se acondicionada em 4 cápsulas, se não em 8 cápsulas).
  - Tintura de nogueira: de 10 a 20 gotas.

- **Indicações:**
  - Não omitir nenhum dos ingredientes.
  - Não fazer a limpeza se estiver doente ou obstipado.
  - Deve ser realizada num dia de descanso, sem sair de casa, já que evacuará várias vezes.
  - Durante os 2 primeiros dias não tomar nenhum tipo de suplemento (vitaminas…)
  - No primeiro dia: desde que se levante até às 14 horas comer só alimentos leves e sem gordura: frutas, verduras, arroz, massa.
  - A partir das 14 horas não comer nem beber NADA.

- Opcional: colocar uma mistura de óxido de magnésio na água e levar ao refrigerador a fim de reduzir o sabor amargo dos sais. Após cada dose pode enxaguar a boca sem engolir a água. A opção de tomar os sais em cápsulas é melhor para aquelas pessoas que não gostam do sabor dos sais.

- Em caso de patologia degenerativa do cérebro ou medula espinhal, substituir o suco de toranja pela combinação de suco de maçã natural recém-preparado (maças amarelas e vermelhas), ½ colher de ácido cítrico e o azeite.

■ **Modo de preparação:**

- **15:00:** misturar e dissolver 4 colheres de sopa de sais de Epson com 3 xícaras de água (aproximadamente de 250ml. cada xícara) e colocar numa jarra de litros com tampa (quantidade suficiente para as 4 doses de ¾ de xícara cada uma.

- **19:00:** 1ª dose de ¾ de xícara de sais de Epsom e água, ou 15 cápsulas com 1 copo de água.

- **21:00:** 2ª dose de ¾ de xícara de sais de Epsom e água, ou 15 cápsulas com 1 copo de água (mesmo que não tenha comido nada desde às 14:00 horas, não sentirá fome).

- **22:45:** Colocar meia xícara de azeite num recipiente com tampa. Lavar com água quente, secar e espremer a toranja retirando a polpa com um garfo. Pode acrescentar sumo de um limão. Misturar tudo agitando bem, até formar uma solução aquosa. Acrescentar também de 10 em 20 gotas de tintura de cascas de nozes. Antes de beber esta mistura, vá ao banheiro.

- **23:00:** Beber toda a mistura recém-preparada e tomar de 4 a 8 cápsulas de ornitina. Deitar-se imediatamente. Se não o fizer expulsará menos pedras. Tente ficar meia hora deitado de costas com a cabeça elevada. Durma na posição que desejar e caso não seja estritamente necessário não se levante.

- **Ao levantar (não antes das 7 a.m.)** 3 tomar ¾ de xícara da mistura de sais de Epsom e água, ou 15 cápsulas com 1 copo de água. Se ao levantar sentir desconforto, não volte a repetir até que se sinta bem. Pode voltar a se deitar.

- **9:00 (ou 2 horas depois da 2ª xícara)** 4ª e última dose de ¾ da xícara da mistura dos sais de Epsom (e água ou 15 cápsulas com 1 copo de água. Se quiser pode voltar a se deitar.

- **11:00 (ou 2 horas depois da 4ª dose)** já pode se alimentar. Primeiramente com suco de frutas, meia hora depois frutas e uma hora depois almoço leve. No jantar você vai se sentir totalmente recuperado.

É normal evacuar várias vezes ao longo do dia. Entre cada limpeza hepática deixe passar no mínimo duas semanas e, no máximo três semanas para mais efetividade. A limpeza pode ser realizada em maiores intervalos de tempo, contudo a Dr.ª acredita que se elimina mais lixo e cálculos hepáticos se nas três ou quatro primeiras limpezas o intervalo seja de três semanas. Mesmo que se faça mais com mais intervalos são válidas da mesma maneira.

# Eliminação de Substâncias Tóxicas

**É** a nossa última etapa do protocolo para executar após a limpeza renal e as limpezas hepáticas simultaneamente.

Enquanto fazemos isso é recomendável parar de tomar os suplementos por alguns dias e executar cada limpeza do fígado. Logo após a limpeza hepática continuar com a suplementação.

Quando os tóxicos orgânicos excedem a capacidade dos órgãos emunctórios e começam a funcionar mal, o terreno carrega-se progressivamente de toxinas e o desempenho orgânico degrada-se gradualmente.

Se os tóxicos cercam os glóbulos brancos, impedem o desenvolvimento de sua função protetora de patógenos.

Está confirmado que alguns metais pesados são causas específicas de sintomas e patologias, tais quais: cobre parece ser responsável pelas típicas manchas marrons que aparecem com a idade; o cobalto produz problemas cardíacos; o vanádio altera a produção de anticorpos e glóbulos vermelhos; óxido de germânio provoca deficiência de glóbulos brancos; o cromo traz problemas de regulação do açúcar no sangue e dores; o ouro associa-se com as doenças de ovários, diabetes e obesidade; o níquel traz infecções recorrentes, calvície e alergias; ouro e níquel param o fluxo de dois dos nossos principais neurotransmissores (acetilcolina e epinefrina); alumínio está diretamente relacionado com o vírus da herpes e o vírus de Epstein-Barr, causador da fadiga crônica, enxaqueca e Alzheimer ...

# Programa de Desintoxicação de Metais Pesados e Outros Tóxicos

- Tempo: 100 dias, embora possa prolongar o tempo que quiser.
- Ingredientes necessários:
  - Vitamina B6: Tomar 1 cápsula no café da manhã.
  - Vitamina C (ácido ascórbico): Tomar 1 cápsula no café da manhã e um no almoço.
  - Vitamina E: Tome 1 cápsula no café da manhã.
  - Cálcio: Tomar 1 cápsula no jantar.
  - Selênio: Tomar 1 cápsula no jantar.
  - Zinco: tomar uma cápsula no almoço.
  - Cisteína: Tomar 1 cápsula no almoço e outra no jantar.
  - Metionina: Tomar 1 cápsula no jantar.
  - Complexo B: Tomar 1 cápsula no almoço.
  - MSM (metil-sulfonil-metano): Tomar 1 cápsula no café da manhã, uma no almoço e outra no jantar.
  - Ácido alfa-lipoico (ácido tioctico): Tomar 1 cápsula no café da manhã.

Tomar as cápsulas com um copo de água fria durante ou após as refeições.

# Suplementos para desintoxicar metais pesados e outros tóxicos

- **MSM (metil-sulfonil-metano).** É uma forma orgânica de enxofre. Representa uma fonte de enxofre quelante de metais pesados que os faz solúveis. O MSM trabalha principalmente em nível extracelular. Era o suplemento favorito da Dr.ª Clark. Em uma ocasião perguntei-lhe qual dentre todos os suplementos utilizados em sua terapia escolheria, caso só pudesse escolher um, e ela enfaticamente e sem hesitação disse, o MSM. Tomar 1 cápsula no café da manhã, 1 no almoço e 1 no jantar.

- **Propriedades:**
  - » Ajuda na eliminação do amianto do nosso organismo.
  - » Aumenta a permeabilidade celular: o que implica maior eliminação de tóxicos e absorção maior de vitaminas e minerais.
  - » É um poderoso antioxidante.
  - » Inativa toxinas e ativa a sua eliminação.
  - » É um dos poucos antioxidantes que atravessa a barreira hematoencefálica (assim protege contra a oxidação excessiva no cérebro).
  - » Promove a atenção e a concentração mental.
  - » Reduz a ansiedade e a depressão.
  - » Diminui as reações alérgicas.
  - » Regula os processos autoimunes.
  - » Eficaz proteção contra o câncer.
  - » Ação contra fungos, bactérias e parasitas.
  - » Bom especialmente para crianças.
  - » Reduz a degeneração e a inflamação na artrite.
  - » Acentuada eficácia em dores musculares e câimbras.
  - » Eficácia igual ao efeito da aspirina ou codeína analgésico.
  - » Em relação à gastrite hiperácida, uso de antiácidos e bloqueadores de bomba de prótons podem diminuir e até mesmo parar.
  - » Aumento da absorção de oxigênio: aumenta a elasticidade do tecido do pulmão e inibe a aglomeração de eritrócitos, pelo qual absorvem mais oxigênio.
  - » Benéfico para o cabelo e a pele (acne, eczema, seca ...)

- **Dosagem:**
  - » A partir de 1-3 cápsulas com um copo de água (20 minutos antes das refeições).

- **Vitamina B6:** ajuda a eliminar o alumínio.

- **Vitamina C (ácido ascórbico):** é por excelência desintoxicador e é eficaz tanto em intoxicações agudas quanto crônicas. Em doses altas, estimula o sistema enzimático do fígado, pelo que o sangue se desintoxica, e tóxicos como os metais pesados e os pesticidas são eliminados. Ainda protege contra o elevado estresse oxidativo, derivado da intoxicação de metais pesados. É também um excelente protetor contra a micotoxinas perigosas presentes em muitos alimentos.

- **Vitamina E:** protege do alumínio tóxico. Também evita a acumulação de chumbo no nosso tecido conjuntivo, e reduz a toxicidade de nossas células.

- **Cálcio:** impede a absorção de alumínio em nosso corpo e reduz a absorção de chumbo, cádmio, mercúrio e o perigoso estrôncio 90.

- **Selênio:** nunca deverá faltar em qualquer programa nutricional destinado a reduzir os níveis de metais pesados, pois dá poder antioxidante ao organismo, pois é um cofator da enzima glutationa peroxidase e porque forma selenoproteínas que reagem com os metais. O excesso de metal no corpo reduz drasticamente a concentração de selenioproteínas nos tecidos, o que provoca danos no ADN e estresse oxidativo entre outras disfunções. Além disso, o selênio tem efeito protetor contra alumínio, cádmio, arsênico e mercúrio, reduzindo a toxicidade e estresse oxidativo causado.

- **Zinco:** reduz a toxicidade do alumínio do dano celular que causa. Exerce uma função protetora contra o chumbo, evitando que este penetre e prejudique as reações enzimáticas. A presença de cádmio resulta sempre em déficit de zinco.

- **Cisteína e a Metionina:** são aminoácidos que contêm enxofre na sua estrutura química. Os metais pesados reagem com o enxofre e unicamente desta forma se fazem solúveis, podendo assim ser eliminados por fígado e rins. Também ajudam a vitamina B6 na sua ação quelante.

- **Ácido alfa lipoico (ácido tióctico):** é um ácido graxo saturado que contém na estrutura 2 átomos de enxofre. Tem um efeito quelante como o MSM, mas é uma molécula lipossolúvel que tem acesso a quase todos os tecidos do corpo e trabalha também em nível celular. Não só aumenta a excreção de metais pesados, mas também contribui para aliviar um dos principais efeitos deles – o envenenamento, pois os metais pesados inibem grandemente a defesa antioxidante do organismo ao reagir contra as moléculas que contêm enxofre (tiois) como a cisteína, glutationa e as metaloproteínas ricas em cisteína. Ácido alfa-lipoico é um dos principais agentes quelantes utilizados no protocolo, uma vez que atravessa a barreira hematoencefálica e diminui os níveis de mercúrio, chumbo e outros metais no cérebro. No entanto, parece não ser eficaz contra o alumínio. É também um poderoso antioxidante e protege o tecido cerebral a partir do efeito tóxico dos metais.

- **Complexo B:** temos visto o papel da vitamina B6 para ajudar na remoção de alumínio. Adicionalmente, a vitamina B2 é desintoxicante de benzeno, cloro, álcool isopropílico, PCB, tolueno e xileno. Por outro lado, a vitamina B3 ajuda a eliminar formaldeído. O ácido fólico também ajuda a excretar este formaldeído, também PCB e ácido malônico. A vitamina B12 exerce efeito desintoxicante do PCB, xileno, tolueno, formaldeído e ácido malônico.

# Protocolo de Saúde Dr.ª Clark

| 1º Programa de Limpeza Intestinal *Fundamental* | 2º Programa de Desparasitação Clássico *Opcional* | 3º Programa de Desparasitação de Ascaris *Fundamental* | 4º Programa de Limpeza Renal *Fundamental* | 5º Programa de Eliminação de Tóxicos *Fundamental* |
|---|---|---|---|---|
| **+** Apoio Sistema Imunológico (Selênio, hortênsia e rosa mosqueta) *Opcional e Recomendável* | **+** Apoio Sistema Imunológico (Selênio, hortênsia e rosa mosqueta) *Opcional e Recomendável* | **+** Apoio Sistema Imunológico (Selênio, hortênsia e rosa mosqueta) *Opcional e Recomendável* | **+** Lembrete Semanal Antipatogênico (tintura de noz, iodo e óleo de orégano) *Opcional e Recomendável* | **+** Lembrete Semanal Antipatogênico (tintura de noz, iodo e óleo de orégano) *Opcional e Recomendável* |
| | | | **+** Apoio Sistema Imunológico (Selênio, hortênsia e rosa mosqueta) *Opcional e Recomendável* | **+** Apoio Sistema Imunológico (Selênio, hortênsia e rosa mosqueta) *Opcional e Recomendável* |
| **+** Varizapper 60 min. diários *Opcional e Recomendável* | **+** Varizapper 60 min. diários *Opcional e Recomendável* | **+** Varizapper 60 min. diários *Opcional e Recomendável* | **+** Varizapper 60 min. diários *Opcional e Recomendável* | **+** Varizapper 60 min. diários *Opcional e Recomendável* |

# Por Que Seguimos Estes Passos?

Primeiro, devemos matar os patógenos que causam doenças no organismo, exceto em pessoas com insuficiência renal. Nestes casos, deve-se primeiro fazer uma limpeza renal para que possam ser excretados os tóxicos que estão no organismo e, em seguida, continuar com a limpeza intestinal, a desparasitação de Áscaris e a limpeza do fígado. A limpeza hepática é realizada por último porque ao limpar o fígado muitos tóxicos serão liberados e os rins e os intestinos têm de estar limpos para poder excretá-los. Em nenhum caso deve-se realizar uma limpeza hepática sem antes eliminar os parasitas através de limpeza intestinal ou o protocolo desparasitante, já que os parasitas e seus ovos estão contidos no fígado, e poderiam se mover para o resto de nosso organismo e parasitar outros órgãos.

O programa de desparasitação clássico pode ser realizado após a limpeza intestinal ou renal e, embora não seja essencial, é desejável para eliminarmos quaisquer parasitas restantes após protocolo de limpeza intestinal.

# Outro Inimigo da Nossa Saúde: O Estresse Oxidativo

Quando mordemos uma maçã, se a deixarmos ao ar por alguns minutos veremos que começa a ficar castanha. Isto é o que conhecemos pelo nome de oxidação. Este processo no qual o oxigênio deixa a sua marca acontece continuamente, sendo mais visível em algumas outras coisas, tais como em metais.

Este processo também ocorre em nós, já que respiramos cerca de 18 toneladas de oxigênio ao longo de nossas vidas. Precisamos de oxigênio para que as mitocôndrias de nossas células possam produzir energia, mas 10% desse oxigênio torna-se perigosamente instável pelo fato de conter um elétron livre. Estas moléculas perigosas são as que chamamos de "radicais livres", que estão formadas por átomos que têm o elétron livre e que são altamente reativos, e viajam por todo o nosso organismo à procura de moléculas para roubar o elétron que necessitam para se completar.

Para esta oxidação continuar sem alterar a homeostase gerando um terreno orgânico oxidado, o organismo dispõe dos sistemas antioxidantes enzimáticos e não enzimáticos. Mas quando a produção de radicais livres excede a capacidade de defesas antioxidantes do organismo produz-se o "estresse oxidativo", que é a causa do envelhecimento prematuro orgânico.

O estresse oxidativo é devido tanto à formação excessiva de radicais livres, quanto à diminuição da atividade dos sistemas de defesa antioxidantes do organismo.

Alguns dos fatores que promovem a formação excessiva de radicais livres são a radiação solar, certas drogas, má alimentação, falta de exercício físico e estresse.

Todos nós precisamos tomar antioxidantes para prevenir o envelhecimento prematuro e a degeneração do nosso DNA, células, sangue, tecido conjuntivo, do sistema imunitário, órgãos...

Cada tecido do corpo está protegido por vários antioxidantes.

Estruturas contendo lipídios (gorduras) estão protegidas principalmente pelas vitaminas solúveis em gordura A e E. Enquanto o sangue e os fluidos corporais e intracelulares são protegidos pela vitamina C.

A glutationa é um tripeptídeo composto por três aminoácidos diferentes, e é um dos escudos mais eficazes contra os radicais livres no interior da célula. Por outro lado, zinco e selênio são oligoelementos essenciais para evitar a oxidação no nosso sistema enzimático.

Poderíamos conseguir alguns desses antioxidantes diretamente das plantas, frutas e legumes, mas seria preciso ingerir grandes quantidades para obter o efeito desejado. Por exemplo, devemos comer cerca de 8 kg de laranjas em um dia para se obter os 3 g de vitamina C necessárias. Além disso, ao cozinhar os alimentos grande parte dos antioxidantes desaparecem, o que torna mais difícil conseguir essas contribuições através de dieta.

Devemos também ter em mente que os antioxidantes trabalham em conjunto, isto é, o seu efeito é maior quando tomado em grupos que quando se tomar apenas um deles.

Existem fatores dietéticos oxidativos que podem contribuir para o aumento da necessidade de antioxidantes, tais quais:

- A ingestão elevada de ácidos graxos poli-insaturados, incluindo ômega 3, já que estes são muito susceptíveis à oxidação, devido à presença de ligação dupla.

- Uma dieta baseada em carboidratos.

- O consumo excessivo de frutose, incluindo a derivada de frutas, mel e melaço. A frutose é dez vezes mais sensível à glicação (é uma reação na qual carboidratos, como a *glicose*, ou lipídeos ligam-se permanentemente) que à glicose (é um carboidrato considerado uma das principais fontes de energia). Os produtos finais da glicação avançada como a frutosamina, o glucosepane, as hemoglobinas glicadas etc., são as principais causas do envelhecimento e deterioração dos tecidos. É verdade que a fruta fornece antioxidantes, ou seja, a sua ingestão produz no plasma sanguíneo a capacidade de redução, e isto ocorre pelo aumento de ácido úrico resultante da fosfatação da frutose no fígado. A frutose, para poder ser metabolizada, tem de passar à frutose-1-fosfato, fosfato vem do ATP. Quando a molécula de ATP perde todo o fosfato, se torna uma molécula denominada adenosina (lembre-se que o ATP é trifosfato de adenosina) e a adenosina é apenas uma purina (adenina) ligada a uma ribose. Portanto, a frutose induz a uma degradação massiva de ATP que libera grandes quantidades de adenosina, que finalmente se transformarão em ácido úrico, o principal antioxidante plasmático, e sabemos que o seu excesso não nos beneficia. Além disso, a pequena quantidade de vitamina C que fornece a fruta é suprimida pelo aumento glicêmico no sangue que a adenosina produz.

Finalmente, os níveis de estresse oxidativo são determinados pelo sistema de defesa antioxidante, que consiste em sistemas enzimáticos e não enzimáticos, sendo de longe os sistemas enzimáticos mais importantes. Muitas destas enzimas requerem selênio (glutationa peroxidase), ferro (catalase), zinco, cobre e manganês (superóxido dismutase), e dada a sua semelhança com metais pesados, existe uma competição entre seus íons para ocupar o lugar da enzima inibindo a sua atividade. Antioxidantes não enzimáticos têm efeito limitado, já que só reagem com o radical livre em questão e são neutralizados, incapazes de combater mais. No entanto, muitos antioxidantes enzimáticos podem neutralizar muitos radicais livres. Para que os sistemas enzimáticos funcionem à plena capacidade é necessária uma concentração celular adequada de selênio, zinco e manganês, cujo déficit tem sido muito generalizado. Além dos oligoelementos, os níveis de glutationa estão diretamente relacionados com os níveis de cisteína. Os sistemas antioxidantes enzimáticos são a primeira linha de defesa contra os radicais livres; em segundo lugar encontra-se os antioxidantes não enzimáticos, tais como o ácido úrico, vitaminas antioxidantes (ácido ascórbico, ácido alfa-lipoico, retinol, tocoferol, caroteno, bilirrubina e proteínas plasmáticas).

**Quais são as consequências do excesso de estresse oxidativo no organismo?**

A lista é interminável, uma vez que em toda doença degenerativa há aumento da produção de espécies reativas de oxigênio e redução da capacidade de defesa antioxidante. Alguns dos transtornos mais importantes são os seguintes:

- Doenças neurodegenerativas, tais como Parkinson, Alzheimer, paralisia supranuclear progressiva, esclerose múltipla, esquizofrenia.
- Câncer.
- Envelhecimento prematuro.
- Menor resistência após o treinamento em atletas.
- Arteriosclerose.
- Catarata e retinopatia.
- Danos hepáticos e renal.
- Complicações próprias da diabetes.
- Infertilidade (gônadas são muito sensíveis ao estresse oxidativo).
- Distúrbios da tireoide (as espécies reativas de ácido tiobarbitúrico resultantes da peroxidação lipídica desempenham um papel fundamental).
- Imunossupressão e menor resistência a qualquer agressor externo.
- Deterioração da pele, rugas.
- Expectativa de vida reduzida.

**Como se combate estresse oxidativo?**

Temos de reforçar a primeira linha de defesa antioxidante, ou seja, os sistemas enzimáticos com uma contribuição de selênio, zinco e manganês.

Outro fator crucial é fornecer ao organismo uma quantidade suficiente de cisteína, precursor importante da glutationa. O ácido alfa-lipoico aumenta os níveis de glutationa e a relação de glutationa reduzida/glutationa oxidada. Ácido alfa-lipoico, além de ser um grande e poderoso antioxidante é capaz de atuar em meios lipídicos e aquosos, além de estimular de forma eficaz a síntese de glutationa, pelo que não deveria faltar em qualquer programa para combater o estresse oxidativo.

Após o reforço da primeira linha de defesa antioxidante, o próximo passo será o de melhorar o nível de vitaminas antioxidantes tais como a vitamina A, vitamina C e vitamina E. Por que escolher estas e não outras? Devemos dar preferência àquelas vitaminas que são essenciais para o organismo e estas três são, e também a maioria da população carece das três. Por sua vez, estas três vitaminas executam outras funções importantes como cofatores na regularização da expressão de genes e de crescimento etc.

# Cocktail Antioxidante da Terapia Clark

Inclui suplementos e quantidades necessárias para lutar eficazmente contra o estresse oxidativo. Pode se beneficiar dele qualquer pessoa de qualquer idade.

Este programa consiste em:

- Vitamina A:            Tomar 1 cápsula no café da manhã.
- Vitamina C:            Tomar 1 cápsula no café da manhã.
- A vitamina E:          Tomar 1 cápsula no café da manhã.
- Selênio:               Tomar 1 cápsula no café da manhã.
- Manganês:              Tomar 1 cápsula no almoço.
- Glutationa ou Cisteína: Tomar 1 cápsula no almoço.
- Zinco:                 Tomar uma cápsula no jantar.

Indicações:

- Tomar as cápsulas com um copo de água depois das refeições.
- A duração do programa é de 100 dias, salvo o glutamato que se acabará em 90 dias, mas pode estender o tempo que você quiser.
- Caso tenha perguntas sobre este programa, consulte um terapeuta.

# APARELHOS USADOS NA TERAPIA CLARK

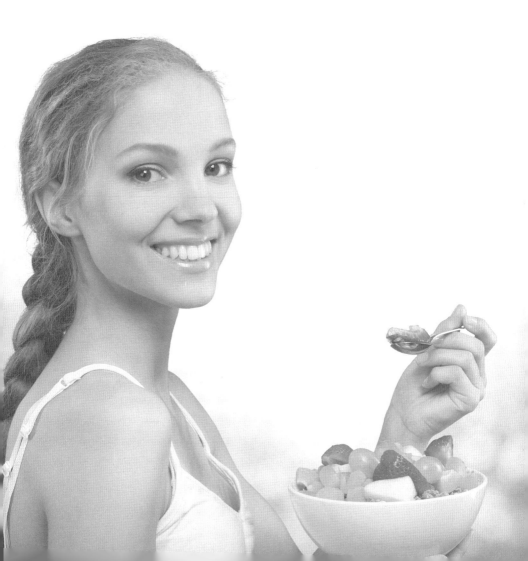

# Varizapper

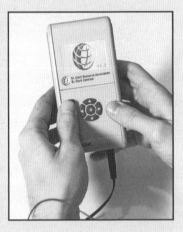

O Varizapper é um aparelho gerador de frequência criado pela Dr.ª Clark para eliminar os patogênicos do organismo. Emite uma corrente elétrica de 9 volts a uma frequência de 32.000Hz. Esta frequência, quando aplicada no corpo, com uma voltagem suficiente, **elimina, virtualmente qualquer tipo de patogênicos**. Considera-se a Dr.ª Clark quem mais contribuiu para difundir a utilização do Varizapper. Os princípios que estão na base do seu funcionamento foram descobertos e investigados nos anos 30 por Royal Raymond Rife. Rife afirmava que cada espécie emite uma frequência única e peculiar, e que ao se irradiar a qualquer ser vivo a sua própria frequência causa-lhe a morte.

No ano 2000, o engenheiro Bob Beck escreveu o livro *Take back your Power*, que em português significa *Recupera a tua força*. Bob Beck desenhou um circuito eletrônico muito simples ao que o indivíduo se pode conectar mediante duas alças. A corrente elétrica percorre o organismo aniquilando os patogênicos que nele se hospedam, "eletrocutando-os". Bob Beck foi, também, um grande partidário da utilização da prata coloidal.

A Dr.ª Clark começou a sua investigação determinando a frequência de cada patogênico para poder, desta forma, examinar cada paciente e conhecer os patogênicos que este possuía. Após testar os pacientes, conectava-os a um gerador de frequência de cada patogênico no gerador. Este método requeria que o paciente estivesse conectado entre uma a duas horas ao gerador para aniquilar um patogênico, e se possuía 10 patogênicos diferentes, (o qual é o mais comum), deveria estar conectado entre 10 a 20 horas, o que levou a Doutora a investigar outras opções.

Poucos anos depois, descobriu que uma frequência positiva de saída de 32.000 Hz era eficaz para aniquilar todos os tipos de patogênicos, e reduzir, assim, o tempo de conexão a uma hora.

| Varizapper | Elimina patógenos |
|---|---|
| | Ativa o sistema imonológico |
| | Fornece polaridade norte ao organismo |

A única limitação do Varizapper é não poder alcançar o interior dos olhos, condutos, tubo digestivo, bexiga, tumores, abscessos e órgãos muito intoxicados.

O zappeo deverá, portanto, ser completado com a ingestão de suplementos desparasitantes, antibacterianos e antifúngicos como a tintura de nogueira, a prata coloidal....

Por outro lado, este gerador de frequência exerce uma série de efeitos benéficos que vão mais além da ação antipatogênica. Ativa o sistema imunológico, ao ser um poderoso imunoestimulante que aumenta a fagocitose, dando energia aos glóbulos brancos mesmo que intoxicados com metais pesados, PCB's, benzeno, amianto ou corantes. Fornece, também, polaridade norte aos órgãos. Em condições ideais, todos os órgãos, com exceção do cérebro, deveriam apresentar polaridade norte. Quando os órgãos adoecem, a polaridade altera para o sul. Esta mudança de polaridade favorece o acúmulo de patogênicos no órgão, enquanto ao polarizar o órgão a norte criamos um ambiente hostil para os patogênicos, e pouco a pouco ajudamos o órgão a recuperar o seu funcionamento adequado.

O zappeo não deve, portanto, ser entendido como um remédio de emergência, mas como uma ótima forma para manter a saúde beneficiando a quem o pratique dia a dia.

Para saber se um gerador de frequências é de confiança deve testá-lo com um osciloscópio para comprovar que a saída da corrente é 100% positiva, do contrário seria prejudicial. Pelo que evitaremos os geradores de frequência não testados. **Os geradores utilizados na Terapia Clark, conhecidos como Varizappers, ajustam-se aos estudos da Dr.ª e são completamente seguros e eficazes.**

O ideal é utilizar o gerador de frequências antes das 21:00 horas, que é, aproximadamente, quando os órgãos mudam de polaridade norte a sul para descansar, se bem que podem ser utilizados depois desta hora. É totalmente inócuo para animais de estimação, bebês e idosos (considerando-se que deveria ser realizado, paralelamente, um programa desparasitante clássico em ambos os casos. Consultar os programas nas páginas 61, 62 e 63). Não utilizar em mulheres grávidas e portadores de marca-passos.

## Programas de utilização do Varizapper:

- 7', 20', 7', 20', 7' (atua 7 minutos, descansa 20 minutos e atua 7 minutos).
- 60 minutos contínuos (é o que se utiliza, normalmente, e pode aplicar mais ou menos tempo).

## Para conexão ao corpo, temos várias opções:

- **Correias:** utilizam-se para o zappeo normal e permitem grande liberdade de movimento. São, normalmente, colocadas nos pulsos, mas no caso de pele sensível produz rubor ou urticária; podem ser colocadas no antebraço ou tornozelo. A melhor forma de evitar as irritações é umedecer as correias com prata coloidal.
- **Tênis condutores:** utilizam-se para zappeo mais longo ou se as pulseiras produzirem leve irritação em pele sensível.
- **Cilindros para pés:** feitos de carbono. Utilizados, tais quais os tênis condutores, se as correias produzirem leve irritação em pés sensíveis. O zappeo realiza-se sentado com os pés sobre os cilindros.
- **Elétrodos corporais com velcro:** utilizados para aumentar o efeito do zappeo na zona urogenital e debaixo do abdómen e são fixados na zona superior dos músculos.
- **Elétrodos de gel:** utilizados para localizar o efeito do zappeo, são colocados, normalmente, na zona debaixo do abdómen mesmo que o zappeo não consiga penetrar tanto como estes quanto com os outros sistemas.

*Nota: o Varizapper não afeta negativamente a flora bacteriana.*

## Manipulação do varizapper

1. O primeiro passo será selecionar o acessório de conexão mais adequado ao nosso organismo para o objetivo do Varizapper. Se utilizar as correias, deve umedecê-las com água, pressionando bem toda a espuma amarela para que fique molhada e não pingue.

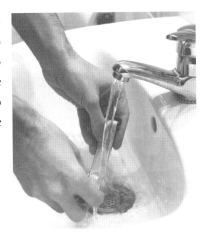

2. Atar as correias aos pulsos (ou aos antebraços ou tornozelos no caso de pele sensível ou aparecimento de queimaduras nos pulsos ao se colocar a espuma amarela por dentro, quer dizer, em contato com a pele, deixando os botões de conexão na zona mais cômoda para colocar depois os cabeçais). É necessário apertar bem as correias para que haja bom contato com a pele, e a energia possa, desta forma, penetrar adequadamente.

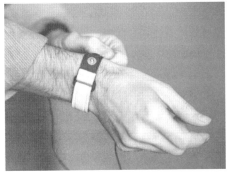

3. Conectamos os dois cabeçais nos botões de conexão, o vermelho no membro esquerdo e o preto ou azul no direito. O outro extremo do cabo deve ser conectado ao Varizapper.

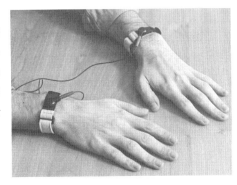

4. Ligar o Varizapper pressionando o botão de partida.

   Durante a utilização do Varizapper é recomendável não cruzar braços ou pernas para que o efeito seja maior.

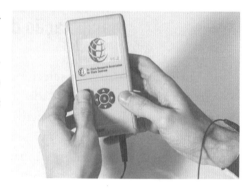

5. Selecione o programa ZAP CONTÍNUO, pressionar uma vez o botão marcado com uma seta para básico e em seguida o botão central marcado com um "S".

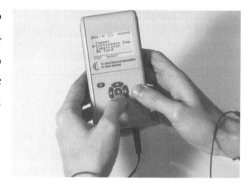

6. Na tela vai aparecer o sinal de 59:59 minutos restantes. O Varizapper desliga automaticamente. Durante este tempo pode realizar qualquer atividade. Se durante o zappeo, escutar pequenos apitos e na tela aparecer a mensagem "no

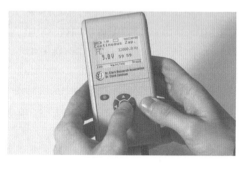

load" significa que as correias não estão suficientemente apertadas, que as esponjas não estão suficientemente umedecidas ou que os conectores não estão bem conectados com os botões de ligação. Pode interromper o zappeo quando o desejar. Não é necessário completar o programa de 60 minutos, na íntegra.

Os passos 4, 5 e 6 são comuns a todos.

7. Se utilizar os tênis condutores, retirar as espumas amarelas e umedecê-las bem. Em seguida, conectar o cabeçal vermelho ao botão do pé esquerdo e da azul ou preto ou preto ao do pé direito.

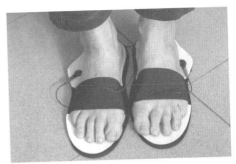

8. Se utilizar os cilindros para pés, conectar o cabeçal vermelho ao botão de conexão do pé esquerdo e o azul ou preto ao do pé direito.

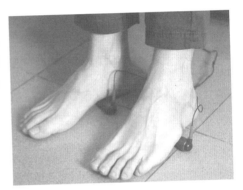

9. Se utilizar os elétrodos corporais com velcro, apertar bem e colocar o mais próximo possível das virilhas.

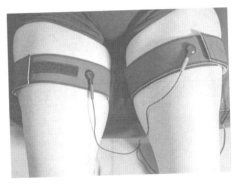

10. Ao utilizar os elétrodos de gel aplicar cada um na zona a tratar e que, de forma geral, será a zona debaixo do abdómen e da mesma forma o cabeçal vermelho no lado esquerdo e, o azul ou preto, no lado direito.

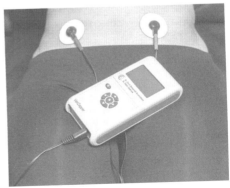

# Pratos de Zappeo

*~~~~~~*

Quando um órgão determinado tem uma disfunção, uma sobrecarga etc., é conveniente utilizar, além do Varizapper que trabalha sobretudo o organismo, os pratos de zappeo nesse órgão durante 20 minutos diários. Isto deve-se ao fato de que quando um órgão tem um problema é muito provável que esteja cheio de tóxicos e sobretudo (PCBs), que dificultam a penetração da energia do Varizapper nesse órgão. Se neste caso aplicássemos o zappeo "regular", não chegaríamos a penetrar totalmente o referido órgão, porque esses tóxicos estariam provocando um efeito isolador, e as frequências que enviam o Varizapper não chegariam ao interior do órgão afetado. De acordo com as pesquisas da Dr.ª Clark, zapeando com pratos conseguimos chegar a todas as partes desse órgão intoxicado.

Os pratos de zappeo são conectados ao Varizapper para dirigir toda a sua potência vibratória a um órgão, a um tecido ou a uma célula concreta. Também podemos zapear um patogênico determinado em todo o organismo ou em um órgão ou tecido concreto, mas isto não o faremos porque é complicado saber os patogênicos que temos, é melhor fazer um varrimento geral que extermine a todos.

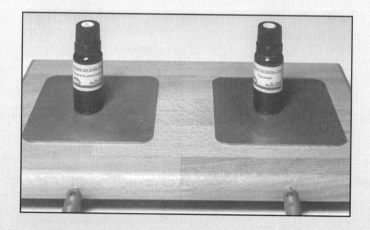

Com os pratos de zappeo também podemos zapear uma dor localizada, tendo a frequência de tecido ou órgão afetado e qualquer substância secretada pelo organismo (neurotransmissor, hormônio...) para reforçar a sua ação ou para regular a sua produção, zapeando o órgão secretor. Mas estas técnicas não serão detalhadas neste texto por serem técnicas avançadas da Terapia Clark.

## Manipulação dos pratos de zappeo

1. O primeiro passo é umedecer bem as correias. Conectamos as fichas vermelhas aos pratos, o botão de ligação vermelho à correia da mão esquerda e a preta ou azul à direita: e por último o outro cabo, que tem a forma de ligação telefônica, ao vaporizador (utilizar o adaptador que permite ligar o cabo ao vaporizador).

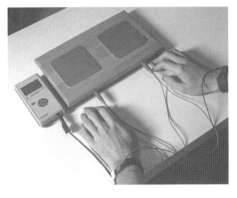

2. O passo seguinte será estabelecer sobre os pratos a frequência ou frequências a zapear. Estas frequências estão disponíveis em todos os pontos de distribuição dos produtos Clark. Em primeiro lugar, vamos zapear um órgão, como por exemplo, o pâncreas no prato direito e todo o efeito positivo do vaporizador irá exclusivamente para esse

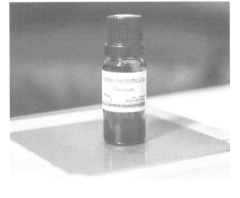

órgão, mesmo que a ligação seja nos pulsos como num vaporizador normal. Pode adquirir as frequências dos órgãos que desejar em qualquer ponto de distribuição Clark.

3. Se quisermos zapear um conjunto de órgãos, como endométrio, útero, colo do útero ou trompas de Falópio, colocamos os quatro frascos de frequências, sem que se toquem no prato direito. Desta forma os benefícios do zappeo, (eliminação de patogênicos, ativação do sistema imune e polarização norte), estarão atuando sobre os quatro órgãos.

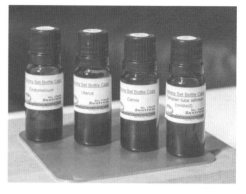

4. Se quisermos zapear os glóbulos brancos para ativar, dessa maneira, o sistema imunológico, colocamos o frasco de frequência no prato direito através do qual lhes daremos "ainda mais energia" que uma vaporização normal.

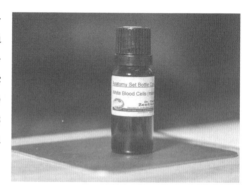

5. Se quisermos zapear o sangue do cérebro, colocamos o frasco de frequência do sangue no prato esquerdo e do cérebro no direito. No caso de querer vaporizar o sangue de outro órgão, trocamos, simplesmente, o frasco com a frequência do cérebro pela do outro órgão.

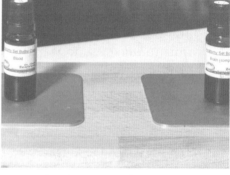

Este tipo de zappeo sangue/órgão aprofunda, mais ainda, por todos os "cantos" do órgão e é realizado depois de zapear o órgão.

6. Se quisermos zapear um parasita como o *Anisakis*, colocamos o respetivo frasco de frequência no nosso organismo. No caso de não se encontrar o zappeo não exercerá sobre nós qualquer tipo de efeito (nem bom, nem mau).

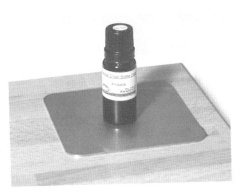

7. Se quisermos zapear um patogênico num órgão, colocamos o frasco de frequência do patogênico no prato esquerdo e o do órgão no prato direito. Por exemplo, o *Eurytrema* pancreático no pâncreas. Atuará exclusivamente sobre esse parasita nesse órgão em particular, pelo que consideramos que é melhor zapear um órgão, sem indicar o patogênico para que, desta forma, possa atacar a todos os que ali se encontrar.

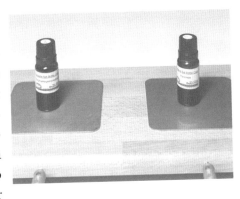

8. Como em ocasiões anteriores, ligamos o Varizapper, escolhemos o programa CONTÍNUO ZAP, pressionamos uma vez o botão marcado com uma seta para básico e em seguida o botão central marcado com um "S". Vão aparecer na tela os 59:59 minutos restantes e, devemos esperar, unicamente, a que termine o tempo, momento em que o vaporizador se desliga de forma automática. Se durante a vaporização escutar um apito e na

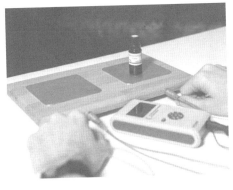

tela aparecer a mensagem "no load" significa que as correias não estão suficientemente apertadas, que as esponjas não estão suficientemente unidas ou que os conectores não estão bem conectados com os botões de ligação.

É importante que os frascos de frequência não estejam em contato com imãs, já que desta forma perdem a frequência gravada.

# Varizapper de Alimentos

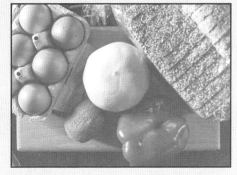

O Varizapper tem várias funções, o primeiro é **energizar** ou vitalizar: alimentos, água, medicamentos, cosméticos, suplementos ... Pode-se zapear alimentos embalados em qualquer tipo de material (exceto metálico), incluindo os pré-cozidos.

Recomenda-se a sua aplicação sobre alimentos duvidosos quanto à presença de patógenos (peixe, carne, alimentos próximo de sua data de validade) porque elimina muitos deles. Destrói ovos e diferentes estágios dos parasitas, bactérias, vírus, fungos, esporos e príons que podem ser encontrados em produtos lácteos, carne e peixe.

A segunda função é **fornecer polaridade norte** aos alimentos zapeados, que equivale a torná-los mais "frescos". Os legumes e frutas recém-coletados têm polaridade norte, mas ao longo dos dias vão mudando para sul. Se expostos a herbicidas e pesticidas mudam automaticamente para sul. O mesmo vale para a água que ao correr pela natureza tem polaridade norte, mas quando estagnada ou embalada adquire polaridade sul. Como vimos anteriormente, para estarmos saudáveis, devemos consumir alimentos com polarização norte, uma vez que é a polaridade da saúde.

Finalmente, o Varizapper **neutraliza tóxicos** contidos nos alimentos, como: alérgenos, fazendo com que o alimento se torne menos alérgico; limita a ação de benzeno, corantes azoicos e fenóis contidos nos gêneros alimentícios, diminuindo a sua absorção (oxida o benzeno transformando-o em fenol); destrói floridzina, ácido clorogênico e gálico; altera a estrutura dos PCBs para menos nocivos; e altera o D-aminoácido, tais como D-fenilalanina e D-manitol, L-aminoácidos.

# Manipulação do varizapper de alimentos

1. Colocar os alimentos, incluindo aqueles embalados em materiais plásticos ou outros, com exceção dos metálicos, sobre a tábua.

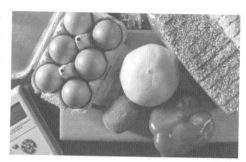

2. Conectar o botão vermelho para o único ponto de conexão que tem o Varizapper e ligar o Varizapper. Escolha o programa "ZAPPICATOR" pressionando duas vezes o botão marcado com uma seta para baixo e, em seguida, o botão central marcado "S".

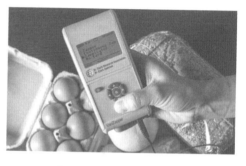

3. Será exibida na tela a marca do tempo restante - 9:59, e só nos resta esperar o término desse tempo, momento em que o Varizapper se desligará de forma automática.

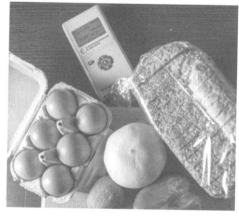

# Ozonizador

O ozônio é um dos agentes oxidantes mais poderosos que se conhecem. Desde o início do século XX foi utilizado como tratamento de muitas doenças. Existem clínicas que tratam um amplo leque de doenças exclusivamente com ozônio. Não é necessário, no entanto, dispor de equipamentos profissionais caros que gerem ozônio. Existem geradores domésticos que podem ser utilizados com o fim de melhorar a saúde. Estes aparelhos permitem ozonizar água e azeite e fornecer assim a estes líquidos propriedades desintoxicantes e ajudam a combater infeçôes. O azeite ozonizado ingerido elimina os vírus latentes nas células e impede o seu futuro aparecimento. Elimina também tênias, áscaris, ovos de parasitas, cândidas e numerosas bactérias desaparecem também devido ao seu efeito.

O azeite utilizado para este fim é o azeite virgem, meio ideal para o transporte de ozônio, já que se dissolve melhor em meios lipídios que em meios aquosos. Ao ozonizar o azeite, formam-se peróxidos, hidroperóxidos, ozonidos e aldeídos de potente ação germicida. O ozonizado dura, no máximo, quatro dias, por isso é recomendável tomar azeite ou aplicar localmente (no caso de uso tópico) nos três dias seguintes, e conservar no refrigerador. Não tomar em conjunto com suplementos antioxidantes, já que o ozônio os oxida e os torna ineficazes. O azeite ozonizado é eficaz precisamente por ser um poderoso preoxidante.

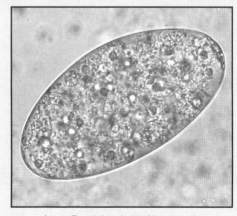

*Fasciolopsis buski ovo*

Os corantes azoicos, substâncias fenólicas e estrógenos contidos na comida podem ser destruídos ozonizando-se por 15 minutos. A Terapia Clark recomenda que os doentes, e de forma geral toda o indivíduo imunodeprimido, ozonize toda a comida pelo efeito desinfetante e não tóxico e altamente penetrante do ozônio. Os doentes de cancro estão altamente intoxicados por cianidas, geralmente ingeridas através da água clorada, e esta intoxicação inibe a formação e o correto funcionamento de numerosas enzimas.

Introduzir a comida numa bolsa de plástico, com a mangueira de ozonizador dentro, ozonizar 10 minutos, e esperar 10 minutos para abrir a bolsa para que o ozônio atue.

Ao tomar um copo de água ozonizada não demore mais que 20 segundos para ingeri-la, pois o ozônio se evapora da água rapidamente, o mesmo não acontece com o azeite, diminui notavelmente a toxicidade das cianidas e o organismo pode produzir mais energia e desintoxicar-se.

A vantagem do ozônio relativamente a outros desinfetantes é que, além da rapidez da atuação, se transforma em oxigênio e não deixa nenhum resíduo tóxico.

Devemos ter em conta que o ozonizado traz leve sabor à comida.

Ozonizar todo o nosso ambiente: escritório, casa, carro… 10 minutos cada ambiente fechado, para eliminar os gérmens (parasitas, ácaros etc.).

**Importante: não ozonizar um ambiente onde se encontre uma pessoa ou animal de estimação.**

## Manipulação do ozonizador

### Ozonização de líquidos (água, azeite…)

1. Ligar primeiro o ozonizador à corrente elétrica, depois inserir a mangueira de silicone na saída encontrada na parte direita.

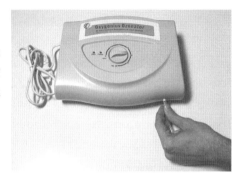

2. Podemos utilizar os acessórios de pedra para que o ozônio saia de forma menos brusca, já que as bolhas formadas são menores e há menos risco de perda de líquido.

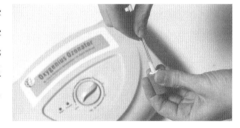

3. Introduzir a mangueira de silicone com ou sem o acessório de pedra no recipiente que contém o líquido a ozonizar.

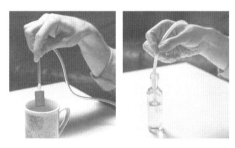

4. Girar o temporizador, que está na posição OFF, até o tempo que queremos ozonizar. O efeito do ozonizado na água dura aproximadamente 20 segundos e no azeite três dias, pelo que é recomendável ozonizar exclusivamente a quantidade a consumir nesse tempo.

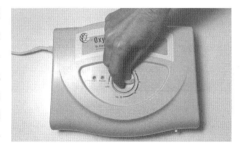

## Ozonização de ambientes (quartos, banheiros, veículos...)

O primeiro passo será escolher o lugar para colocar o ozonizador, ideal que seja uma zona alta, mas também podemos suspender pela abertura da parte detrás de qualquer prego ou saída.

Para ozonizar os cômodos não é necessário colocar a mangueira de silicone.

Conectar o ozonizador à corrente elétrica, girar o temporizador que está na posição OFF até o tempo pretendido e fechar a porta do cômodo.

O tempo selecionado depende do tamanho do cômodo a ser ozonizado – 10 minutos para 5m² e até 30 minutos para 25m². Se o ambiente for maior ou alto, ozonizar mais tempo e mudar o aparelho de lugar dentro do mesmo cômodo.

Não esquecer que o ambiente a ser ozonizado deverá estar vazio.

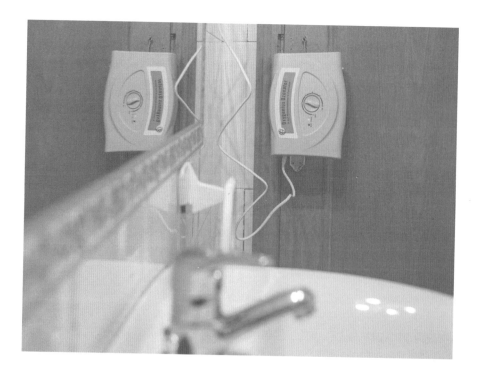

## Ozonização de alimentos

A ozonização de alimentos é apenas recomendado a pacientes com doenças degenerativas, já que deixa um leve sabor nos alimentos.

1. Arrefecer os alimentos a ozonizar numa bolsa de plástico.

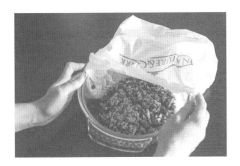

2. Introduzir a mangueira de silicone no interior da bolsa de plástico e fechar a bolsa à volta da mangueira (pode dar um nó com as alças da bolsa).

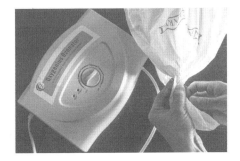

3. Conectar o ozonizador à corrente elétrica e girar o temporizador até 10 minutos.

   Uma vez transcorrido o tempo, o ozonizador desliga-se e os alimentos poderão ser ingeridos.

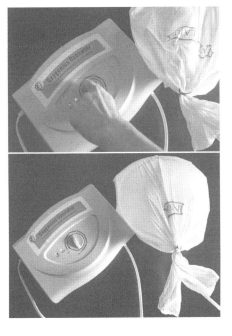

# Destilador de Água

A água contém todo tipo de metais pesados e outras substâncias não desejadas. A Dr.ª Clark, em seu livro: *A cura e prevenção de todos os cânceres*, expõe que o primeiro e mais importante para deter um processo degenerativo é utilizar água que não contenha cloro nem agentes imunossupressores principais. A destilação é um processo simples e barato de obter água livre dos tóxicos que comprometem a nossa saúde. Beber e cozinhar com água destilada é fundamental para qualquer pessoa que pretenda manter a sua saúde e, sobretudo para aquelas que sofrem processos degenerativos.

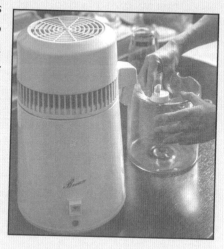

## Manipulação do destilador de água

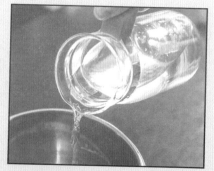

1. Colocar água num balde destilador até à linha indicada com a palavra FULL.

2. Colocar o filtro de carbono. Arrefecer primeiro a lingueta na sua posição e depois introduzir o outro extremo até ouvir um "click" que nos indica que encaixou corretamente.

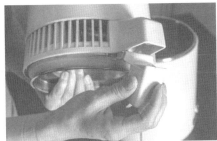

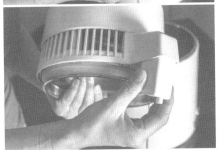

3. Colocar a tampa superior sobre a base da destiladora e conectar o cabo da tampa à ligação da base.

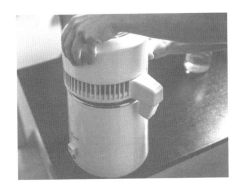

4. Colocar a jarra de cristal debaixo da saída de água que se encontra no filtro de carbono. Conectar a destiladora à corrente elétrica e apertar o botão de aceso.

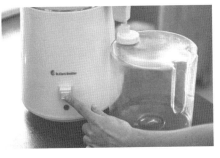

A duração do processo é de 4 horas para cada 4 litros de água (máxima capacidade do aparelho). É possível destilar menos quantidade de água, se desejar, sendo menor o tempo de destilação.

# Fabricador de Prata Coloidal

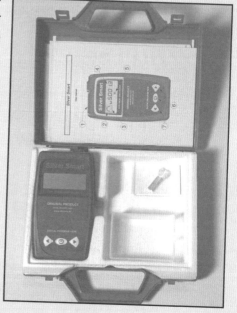

Consumir prata coloidal é outro método eficaz para combater patógenos. É um coloide de partículas de prata muito pequenas que estão suspensas em água destilada. A sua grande propriedade é que pode acabar com mais de 650 tipos de bactérias, evitando assim os efeitos colaterais do tratamento com antibióticos. Antes da descoberta de antibióticos no primeiro terço do século XX e especialmente nos EUA, a prata coloidal era usada no tratamento de infecções bacterianas.

Albert Searle, fundador da empresa farmacêutica que leva seu nome, escreveu em 1920 um livro intitulado *O uso de coloides na saúde e na doença*.

As virtudes antimicrobianas da prata são conhecidas desde muitos séculos, o que pode explicar a razão pela qual as famílias ricas utilizavam louças e talheres de prata, e também por que anteriormente uma moeda de prata era introduzida em recipiente contendo leite a fim de retardar a sua deterioração.

No entanto, com o advento das sulfonamidas e depois dos antibióticos, a prata coloidal foi relegada para plano secundário. Isto não significa que seja menos eficaz do que as demais substâncias mencionadas, no entanto, era mais caro produzi-la e, acima de tudo, não era patenteável. Quando a prata se encontra na forma coloidal não interfere com os processos fisiológicos do organismo, nem se acumula formando depósitos tóxicos. Portanto, nenhum dos efeitos secundários que ocorre pela ingestão de prata se observa após a ingestão de prata coloidal. Substâncias em suspensão coloidal têm pouco efeito tóxico, mesmo quando tomado em quantidades acima das recomendadas. Por exemplo, os peixes sobrevivem em água com uma quantidade de chumbo seis vezes maior do que a letal se o metal estiver em sua forma coloidal, no entanto, em água com concentrações de chumbo menores em forma não coloidal morrem rapidamente. A prata coloidal é eficaz a partir de 5 PPM (partes por milhão). Devemos ter cuidado com alta concentração e quando amarelada. Acreditamos que o melhor seja comprar um fabricador de prata coloidal e produzi-la em casa, porque é muito mais barato e a qualidade é superior, além de definir a quantidade exata de partes por milhão que podemos fabricar.

A prata coloidal afeta apenas organismos unicelulares, como protozoários, vírus, bactérias e fungos e, portanto, não afeta tecidos humanos, que são multicelulares. Atua bloqueando as enzimas necessárias para a captação de oxigênio do micróbio, causando sua asfixia. Esta declaração poderia sugerir a eficácia da prata coloidal apenas para organismos aeróbicos (que necessitam de oxigênio para o metabolismo), entretanto é também eficaz contra inúmeras cepas de agentes patogênicos anaeróbicos, tais quais as bactérias *Clostridium*.

A prata coloidal também tem sido mostrada em uso laboratorial como antiviral eficaz. Parece que o único contato de uma partícula de prata com um vírus a inativa, embora não tenha enzimas respiratórias. No entanto, o que é surpreendente é que a prata coloidal não afeta a flora intestinal e, por outro lado, é muito eficaz no caso de infecções gastrointestinais tais quais colite, gastroenterite, febre tifoide, cólera e disenteria. E é maravilhoso porque a prata coloidal não interage com qualquer outro tratamento, seja alopático ou biológico.

Robert Becker, um dos maiores promotores de prata coloidal, após numerosa observação, chegou à conclusão que a prata coloidal não é somente um poderoso germicida, mas também responde pela *regeneração de tecidos, cicatrização de feridas e aumento da massa óssea,* especialmente em idosos. Acertadamente, afirmou que a prata coloidal é como um segundo sistema imunológico.

No entanto, existem falsas alegações sobre o uso de prata coloidal, como a que apregoa o surgimento da argiria. A argiria é uma doença causada por exposição imprópria a compostos de prata que torna a pele azulada ou azul-acinzentada, contudo isso somente acontece se sais de prata forem ingeridos, mas não no caso de prata iônica ou coloidal.

Vejamos como os efeitos da prata coloidal são totalmente opostos aos causados por antibióticos:

- Antibióticos enfraquecem, enquanto a prata coloidal revigora.
- Antibióticos fazem-nos doentes, enquanto a prata coloidal nos cura.
- Antibióticos deprimem as defesas enquanto a prata coloidal as reforça.
- Os antibióticos são invasivos, enquanto a prata coloidal é inócua.
- Os antibióticos são de âmbito limitado, enquanto a prata coloidal é de amplo espectro.
- Antibióticos matam a flora intestinal favorecendo o crescimento de fungos, enquanto a prata coloidal elimina os fungos favorecendo o crescimento da flora intestinal.

## Dicas para produzir prata coloidal de qualidade

- As barras deverão ser de **prata.999**, isto é, da maior pureza.
- As barras devem ser completamente limpas, porque depois de cada uso ficam pretas. Para limpá-las, enquanto ainda estão úmidas, passe um papel toalha, uma vez seca esfregue-as com um pano de fibra, como se fosse dar-lhes polimento.
- Não utilize água ozonizada.
- A água utilizada deve estar à temperatura ambiente.
- Mantenha a prata produzida à temperatura ambiente.
- Use apenas água destilada para obter a prata, pois para que seja de boa qualidade só deve conter água e prata. Pois sabemos que a água remanescente contém tóxicos.
- A concentração ou a parte por milhão (PPM) não é muito importante, basta que seja pelo menos 2,5 ppm. Muito mais importante é o tamanho das partículas, quanto menor melhor, e a quantidade de átomos de prata que se encontrem em estado iônico. Quando a concentração exceder 20 ppm, a prata deixa de ser incolor e vai se tornando amarela. Isto indica que o tamanho da partícula é demasiado grande e, por conseguinte, será menos eficaz a preparação.

- A dose eficaz em processos infecciosos é de 3 colheres de sopa por dia, uma antes de cada refeição, apesar de poder potencialmente aumentar para 200 ml por dia, dependendo da gravidade. Esta dose, embora pareça excessiva, é completamente inofensiva, e a usaremos nos casos em que precisarmos de uma ação rápida e decisiva. É melhor começar com doses máximas, e diminuir à medida que a saúde esteja restabelecida.

- De acordo com o exposto, vemos quão errado é a utilização de gotas de prata coloidal, pois apresentam concentrações de 200 ppm de partículas muito grandes e, portanto, menos eficazes, e a dose é insuficiente. Além disso, pelo preço de um par de frascos de prata coloidal nós podemos comprar um par de barras de prata e um gerador que nos permitirá produzir cerca de 1.000 litros de prata coloidal.

- Somente com 5 ppm destrói-se vírus e bactérias em 3 – 4 minutos.

- Não tóxico.

- Uso interno ou externo (câncer de pele, eczemas, acne, picadas de mosquito).

- Também em animais.

- Pode ser utilizada em gotas nasais e nos olhos.

- O fabricador produz desde 10 ppm até 25 ppm.

- Dose normal como medida preventiva: 1 colher e meia de café 2 –3 vezes por dia.

- Para enxagues bucais, ½ ou 1 colher de café com um pouco de água durante aproximadamente 3 minutos.

- Lavagens genitais (fungos ...)

- Ajuda na cicatrização de feridas.

## Instruções para uso do aparelho de prata coloidal

1. Primeiro, coloque as baterias no compartimento traseiro e, em seguida, as duas barras de prata.

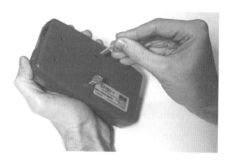

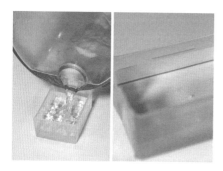

2. Jogue água destilada no recipiente de plástico que acompanha o aparelho, até a marca horizontal.

3. Coloque o aparelho sobre o recipiente plástico cheio de água destilada, com as barras inseridas na água.

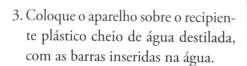

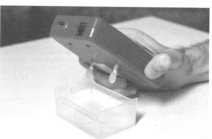

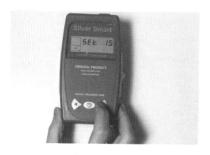

4. Ligue o aparelho de prata com o botão central e pressione os botões marcados com uma seta para a esquerda e direita para ajustar a diluição na que o aparelho fará a prata coloidal, por exemplo, 15 ppm. Depois de alguns minutos, o processo de fabricação será finalizado e teremos disponível prata coloidal da mais alta qualidade.

# Caixa de Luz de Espectro Total da Dr.ª Clark

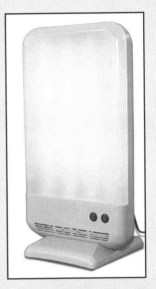

As antigas civilizações conheciam as enormes propriedades da luz do sol para a saúde. Hipócrates e Pitágoras escreveram sobre os seus benefícios. A helioterapia, que trata patologias físicas e mentais com a luz do sol, é conhecida há centenas de anos, é a ciência precursora da utilização terapêutica da luz de espectro total. Heródoto, "pai da helioterapia" escreveu que a exposição diária ao espectro total do sol é necessária para se evitar a doença.

Niels Finsen (Prêmio Nobel de Fisiologia em 1903) usou a luz de espectro total para tratar lúpus e doença de Alzheimer.

Outros cientistas também o utilizaram com sucesso no tratamento de Parkinson e em patologias autoimunes. Agora, anos depois, temos a cômoda solução de ajuda através da "caixa de luz de espectro total" em interiores.

## Como atua a luz de espectro total?

A luz de espectro total entra pelos olhos e pelos fotorreceptores da pele e chega ao hipotálamo, conhecido como "o cérebro do cérebro", e controla a parte do sistema nervoso que regula a maior parte dos processos metabólicos do corpo.

O hipotálamo controla a temperatura corporal, a fome, a sede, a pressão sanguínea, e segundo a Dr.ª Clark interrompe o início dos processos tumorais, e funciona como ligação entre o sistema nervoso e o sistema endócrino. Controla também a nossa "glândula mestra": a pituitária, que segrega hormônios essenciais.

# 176 | TERAPIA CLARK – SAÚDE E PREVENÇÃO PARA TODAS AS IDADES

O hipotálamo modula o estresse, afeta as nossas emoções e controla as nossas funções imunológicas. O nosso relógio corporal encontra-se localizado em nível hipotalâmico e controla os nossos ritmos cardíacos, mas precisa de uma luz correta depois da escuridão.

Consequentemente, a inadequada iluminação a que estamos sujeitos diariamente tem um impacto negativo para a nossa saúde, já que o nosso relógio corporal hipotalâmico está conectado com a glândula pineal que segrega a melatonina (hormônio muito importante), fundamental para um sono adequado. Além disso, a serotonina (relacionada com o nosso estado de ânimo) aumenta com a exposição à luz de espectro total e diminui quando somos privados dela, e nos vemos submetidos à iluminação de interiores durante grande parte do dia. A produção de hormônios sexuais (testosterona, FSH e estradiol) é regulada com a exposição a esta luz.

Está demonstrado cientificamente que a luz convencional de interiores pode provocar dores de cabeça, estresse, fadiga ocular e mental, além de alterações hormonais nos homens e mulheres (menstruações irregulares, impotência).

As empresas que utilizam o espectro total gozam de um mais rendimento e produtividade laboral, menos ausência e mais saúde dos funcionários. Nos colégios onde este tipo de iluminação foi implantado houve aumento da aprendizagem e redução do nível de estresse dos alunos.

Um estudo realizado em 1980 demonstrou que a luz convencional de interior aumenta os níveis dos hormônios de estresse ACTH e Cortisol, produz agitação mental, fadiga, irritabilidade e hiperatividade e problemas de atenção e aprendizagem em crianças e adultos.

O Dr. Laurence Martel, presidente da Academia de aprendizagem integrativa, afirma que a luz de espectro total é um elemento fundamental para a melhoria de aprendizagem e da saúde, comparando os efeitos da má iluminação e nutrição. Um artigo publicado em *The Journal Environmental Health Perspectives* afirma que a má iluminação é um dos maiores perigos para as crianças e adultos e apoia a utilização de espectro total em escolas e centros de trabalho.

Para uma correta saúde física e mental seria necessária uma hora e meia diárias de espectro total, aproximadamente.

Hoje em dia, contudo, é praticamente impossível conseguir, não só pelos dias nublados ou chuvosos em que a luz que recebemos é "pobre", mas também pela poluição das nossas cidades, o que impede que nos chegue todo o espectro solar, inclusivamente no verão.

Além disso, passamos a maior parte do dia em interiores com a pobre e insalubre iluminação convencional. As janelas e os óculos de sol filtram partes das 1.500 longitudes de onda presentes no espectro total do sol. Há que se ter em conta que os nossos filhos e os idosos passam horas em aulas e quartos privados de uma iluminação saudável, com todos os efeitos e benefícios para a saúde que isso implica.

Agora podemos ter todos os benefícios da luz de espectro total em interiores e sem efeitos adversos.

Como não podemos exigir das escolas e de ambientes de trabalho luz de espectro total, é importante que em casa se utilize pelo menos durante 1 ½ hora a "caixa de espectro total".

Os nossos animais e plantas também se beneficiam da luz de espectro total, já que melhora o caráter, a saúde e o crescimento dos nossos animais e facilita a conservação das nossas plantas.

## Luz de espectro total e a Terapia Clark

A Dr.ª Clark utilizou com êxito, durante vários anos, a luz de espectro total em sua terapia.

Os seus estudos descrevem os benefícios da luz de espectro total e insiste no benefício para todos, resultante da exposição a esta luz, já que pode ser utilizada para prevenir e tratar patologias graves, leves e até mesmo autoimunes.

Seus estudos mostraram os seguintes benefícios da luz de espectro total:

- Incremento da atividade do sistema imunológico na zona a tratar (fígado, mama, pulmões, genitais etc.). Ao aplicar a caixa de terapia de luz no paciente, os glóbulos brancos são ativados, multiplicando a sua capacidade para "devorar" patogênicos e toxinas na zona em que se aplica ao eliminar o revestimento de ferritina que, normalmente, recobre e inabilita os glóbulos brancos das pessoas doentes.
- A luz de espectro solar mata parasitas (até mesmo facciosas hepáticas) e outros patogênicos nas zonas em que se aplique a 10-20 cm do corpo.
- Nos pacientes com câncer ajuda a regular a produção de aldeído pirúvico e tiourea, que por não estar regulada provoca o crescimento tumoral, segundo a Dr.ª Clark.

- A luz de lâmpada bulbo, a convencional (luz amarelada), a que estamos expostos durante horas, contribui para a produção de tiourea que é a divisão das células anômalas, por isso a Dr.ª Clark recomenda que seja aplicada a luz de espectro solar neste tipo de patologias e em outros casos de crescimentos anômalos, visando à saúde de forma geral.
- Destrói nos alimentos os ovos de parasitas, bactérias e fungos e desativa a toxicidade dos corantes azoicos (só com 10 minutos de exposição).
- Melhora a função sexual e a digestão.
- Aumenta a energia.
- Reduz a fadiga ocular por computadores, leitura etc.
- Diminui a incidência de estados depressivos e aumenta o bom humor.
- Aumenta a capacidade de aprendizagem, concentração e produtividade.
- Reduz os sintomas em fadiga crônica.
- Melhora o sono noturno.
- Acelera a recuperação do jet lag (descompensação horária).

## Por que utilizar a caixa de luz de espectro solar da Dr.ª Clark?

Para ser realmente eficaz uma caixa de luz de espectro total tem de ser, segundo os estudos da Dr.ª Clark, de 130/140 w e uma temperatura específica da cor. Nem todas as luzes de espectro são iguais, a caixa de luz de espectro total da Dr.ª Clark é a única que cumpre estes requisitos.

## Manipulação da caixa de luz de espectro total da Dr.ª Clark

A caixa de luz de espectro total da Dr.ª Clark pode ser utilizada de duas formas:

1. A primeira como luz ambiental.

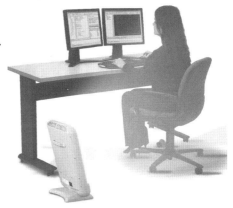

2. A segunda a cerca de 15 cm da zona a tratar ou junto à zona do corpo que vai ser tratada (mais eficaz para combater patogênicos e ativar o sistema imune).

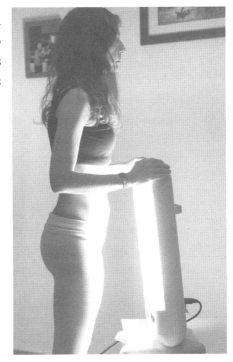

Outra amostra da utilização da caixa de luz junto à área do corpo a ser tratada.

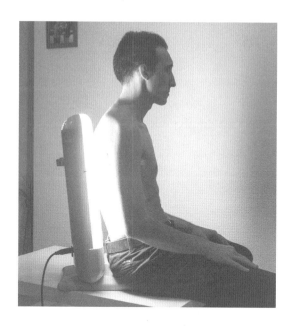

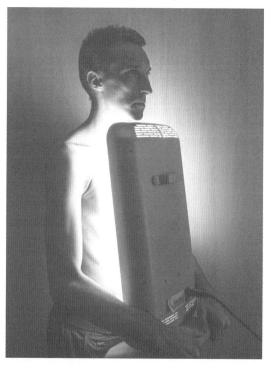

# Perguntas mais Frequentes Acerca da Terapia Clark, Realizadas pelos Pacientes:

### 1. Tenho candidíase, o que posso fazer?

Limpeza intestinal é muito eficaz por utilizar antiparasitários, antibacterianos e antifúngico. Ao atacar uma candidíase não só devemos tomar antifúngico porque as cândidas sempre trabalham apoiando-se em parasitas e bactérias.

No entanto, no caso de candidíase recorrente usamos o protocolo seguinte:

I. Durante seis semanas (é recomendável o casal também fazer):

» Tintura de nogueira: os primeiros 6 dias: uma colher de sopa em um copo de água fria, 15 minutos antes do café da manhã, beber devagar. Depois de abrir o recipiente, guardá-lo na geladeira. 7º dia: 3 colheres de sopa em um copo de água fria, 15 minutos antes do café da manhã. Depois de 3 colheres de sopa, apenas uma vez por semana.

» Cúrcuma: 3 colheres de sopa no café da manhã, 3 almoço e 3 jantar.

» Erva-doce: 3 colheres de sopa no café da manhã, 3 almoço e 3 jantar.

» Lugol (se não for alérgica ao iodo): 6 gotas na água, 4 vezes por dia entre as refeições.

» Óleo de orégano: 5 gotas em cápsula vazia em duas refeições (estômago cheio).

» Vitamina C: 1 café da manhã, 1 almoço e 1 jantar.

» Complexo B: 1 café da manhã.

» Echinacea: 1 café da manhã e 1 almoço.

» Betaína: 1 café da manhã, um almoço e um jantar.

» Pau D'Arco: 2 café da manhã, 2 almoço e 2 jantar.

» 1 colher de sopa de sementes de *psyllium* dissolvido em um copo de água ao levantar e ao deitar.

» Extrato de alho: 2 café da manhã, 2 almoço e 2 jantar.

II. Limpeza renal + uma vez por semana (3 suplementos no mesmo dia):

» 3 colheres de sopa de tintura de nogueira em um copo de água. Beba lentamente por 15 minutos, antes de 1 das refeições, esperar mais 15 minutos antes de ingerir qualquer alimento. Depois de aberto o recipiente, guardá-lo na geladeira.

» Lugol (se não for alérgica ao iodo): 6 gotas em água 4 vezes ao dia. No mesmo dia, a tintura de nogueira.

» Óleo de orégano: 5 gotas na cápsula vazia em uma das refeições (com o estômago cheio).

III. Duas ou três limpezas hepáticas (1 a cada 2 semanas) + Desintoxicação Programa de metais pesados e outras toxinas.

» Nota: Programas 2º e 3º contêm cada dois protocolos a serem executados ao mesmo tempo.

## 2. É verdade que consigo baixar os níveis de colesterol ruim se eu limpar o fígado?

Ao fazer várias limpezas hepáticas os níveis de colesterol são regulados, já que os níveis elevados derivam frequentemente de uma sobrecarga hepática.

## 3. E para combater o vírus, o que eu posso usar?

O Varizapper é eficaz, como a prata coloidal e a boswellia.

## 4. Qual é a primeira limpeza orgânica que se deve realizar?

A intestinal, pois para ser capaz de levar a cabo uma boa desintoxicação orgânica o primeiro órgão a ser desintoxicado e livre de agentes patogênicos é o intestino.

## 5. O meu parceiro também deve fazer a limpeza intestinal ou desparasitação?

É sim recomendável, porque, apesar do seu parceiro não apresentar qualquer sintomatologia, o mais normal é que parte dos agentes patogênicos que nós temos, o nosso parceiro também tenha, apesar de não manter relações sexuais com ele / ela.

## 6. Por que foi incluído o óleo de orégano na limpeza intestinal e renal?

Para aumentar a eficácia da sua ação contra as bactérias e os fungos.

### 7. Devemos fazer a desparasitação sempre?

Sim, é recomendado porque estamos sempre expostos a patógenos em alimentos, restaurantes, relacionamentos etc.

### 8. Por que é desejável uma desparasitação de Áscaris a cada três ou quatro meses?

Porque é um parasita muito comum e muito fácil de nos reinfectar, já que seus ovos podem estar presentes até na poeira que respiramos, e a tintura de nogueira não matá-los.

### 9. Posso efetuar uma limpeza hepática sem ter me desparasitado e limpado os intestinos antes?

É aconselhável primeiro fazer uma limpeza intestinal, principalmente para eliminar patógenos que possam estar em nossos dutos intra-hepáticos. Por outro lado, ao se encontrar limpo o intestino, as "sujeiras" hepáticas serão removidas mais facilmente.

### 10. Ervas para o fígado e limpeza do fígado são a mesma coisa?

Não, a limpeza é um protocolo para a remoção de sujeira e pedras, enquanto as ervas só ajudam a ter uma função hepática melhor, sem eliminar a sujeira.

### 11. Podem as limpezas hepáticas ajudarem a perder peso?

Sim, porque o metabolismo melhora, igual à digestão.

### 12. São recomendáveis as limpezas Clark para um atleta de elite?

Sim, mais que recomendável, uma vez que irá melhorar os níveis de absorção de nutrientes, oxigenação, recuperação etc.

### 13. Eu quero engravidar, é bom que faça limpezas orgânicas?

Sim, pois muitos agentes patogênicos e toxinas que podem estar com a mãe podem normalmente passar ao feto. Em nossa opinião, para nós é essencial fazê-las antes de engravidar.

### 14. Posso tomar sempre os suplementos para o sistema imunológico?

Claro que sim, além de ser recomendável para incentivar e nutrir nossos leucócitos.

### 15. Como uma fonte de vitamina C, o que é melhor tomar: o ácido ascórbico ou roseira brava?

Dependendo do objetivo que perseguimos, utilizaremos uma fonte ou outra de vitamina C. Habitualmente, tomaremos cápsulas de vitamina C, mas no programa de apoio ao sistema imunológico tomaremos roseira brava por ser um forte antioxidante do selênio e o germânio. Por outro lado, ao tomarmos quantidades elevadas (vários gramas por porção) se estivermos utilizando apenas roseira brava, isso poderá nos constipar, o que não ocorre com a ingestão de cápsulas de vitamina C (ácido ascórbico).

### 16. Por que o óleo de orégano tem de ser tomado encapsulado?

Porque pode irritar a mucosa bucal ou esofágica. No entanto, a mucosa gástrica está preparada para suportar altos níveis de acidez.

### 17. Por que o HCL tem de ser tomado encapsulado?

Pela mesma razão que o óleo de orégano.

### 18. As cápsulas de HCL derretem-se em segundos, pode ser este nocivo para o estômago?

Não, a mucosa do estômago está preparada para suportar um PH muito ácido, além disso, o suplemento de HCL está diluído a 5%.

### 19. O lugol pode afetar a minha tireoide por conter iodo?

Somente se a quantidade for superior a 30 gotas por dose, é que o iodo chega à glândula, o que não quer dizer que seja prejudicial.

Utilizar a dosagem habitual de seis gotas por dose nunca afetará a glândula tireoide, e os seus efeitos estarão limitados em nível digestivo.

### 20. É igual tomar tintura de nogueira que cápsulas de noz?

Não, a tintura é muito mais eficaz.

### 21. Por que embalagens da tintura de nogueira são tão pequenas?

Porque uma vez aberta, inclusive mantendo-a refrigerada, a tintura perde eficácia antipatogênica 2 a 3 semanas depois de aberta.

### 22. O consumo de prata coloidal pode ser prejudicial?

Não, em nenhum caso pode ser tóxico.

### 23. É prejudicial para a saúde tomar tantas vitaminas?

Não, as vitaminas hidrossolúveis eliminam-se com a urina, as de tipo solúvel como (A, D, E, K), para que produzam intoxicação, teriam de ser ingeridas em doses elevadas.

### 24. Pode ser tomado lugol (solução de iodo) no caso de hiper ou hipotireoidismo?

Sim, não obstante, consulte o seu médico ou terapeuta.

### 25. Pode dar positivo, durante um controle antidoping, algum suplemento Clark?

Não, nenhum.

### 26. É verdade que o IP6 pode melhorar minha resistência no esporte?

Sim, porque a oxigenação celular pode incrementar-se notavelmente.

### 27. É verdade que o ácido fítico (IP6) rouba os minerais do organismo?

Não. O IP6 é um quelante de metais pesados, dificulta a absorção de um ou mais nutrientes. Nunca rouba minerais que já formam parte dos nossos tecidos. O seu consumo deve ser separado das refeições já que da mesma forma que pode absorver metais e radioatividade pode também absorver os minerais contidos nos alimentos.

### 28. Posso vaporizar os meus filhos ou o meu animal de estimação?

Claro que sim. É, aliás, recomendável que o faça.

### 29. Que programa devo utilizar para o Varizapper: 7, 20, 7, 20, 7 ou o contínuo de 60?

É benéfico utilizar o programa contínuo de 60 minutos embora tenhamos que parar antes de finalizar o ciclo por falta de tempo, já que com este programa a ação benéfica do vaporizador, em nível da eliminação do sistema imunológico, permanece durante todo o tempo que o utilizamos. Não é assim com o outro programa em que atua 7 minutos, deixa de atuar 20 minutos, e assim até finalizar o seu ciclo.

### 30. Quantas horas por dia posso me vaporizar?

O tempo que quiser, quanto mais tempo melhor. Pode utilizá-lo várias vezes ao dia, 10, 20, 30 ou mais minutos, e também várias horas seguidas.

Uma vez terminados os processos, é conveniente continuar a utilizar o Varizapper mesmo que sejam 15 ou 20 minutos por dia.

### 31. O que devo fazer se as correias amarelas do Varizapper irritarem a minha pele?

As pessoas com mais sensibilidade na pele podem umedecer as correias com prata coloidal em vez de água ou utilizar os cilindros de carbono (em pé) ou os tênis para vaporizar.

### 32. Zappear-me muito pode ser prejudicial?

Pelo contrário, vaporizar-se é benéfico já que elimina os elementos patogênicos do organismo, fornece polaridade norte aos órgãos e ativa o sistema imunológico ao transmitir energia aos glóbulos brancos.

### 33. O Varizapper mata as bactérias boas do intestino?

Não, nunca afeta a flora probriótica do intestino.

### 34. Posso zappear-me se eu estiver comendo?

Sim.

### 35. É preferível colocar antes o Varizapper ou os pratos de zappeo?

No caso de utilizar os dois a ordem não é relevante, contudo, a efetividade pode ser maior se começar pelos pratos de zappeo.

### 36. Qual é a diferença entre o Varizapper e os pratos de zappeo?

O varizapper atua por todo o organismo, enquanto os pratos de zappeo atuam somente sobre um órgão ou órgão escolhido, pelo que, todo o efeito benéfico do zappeo se concentra exclusivamente nesse ou nesses órgãos sendo como tal mais poderoso o seu efeito se não atuar sobre o resto do organismo. Por outro lado, quando elegemos a frequência de um ou vários patogênicos nos pratos de zappeo, atuamos, particularmente, contra esse ou esses patogênicos, concentrando, assim, toda a potência, exclusivamente, contra os patogênicos escolhidos e não contra o restante que podemos ter.

### 37. É prejudicial zappear-me à noite?

Não, de maneira nenhuma. Considere, no entanto, que é durante a noite que os órgãos mudam a polaridade para sul para descansar, e ao vaporizar interrompemos o "seu descanso". Ainda assim, é preferível vaporizar-se à noite que não o fazer se não dispõe de tempo durante o dia.

### 38. Entre zappeos devo esperar quanto tempo?

No zappeo com pratos, 10 minutos entre cada órgão que se zapeie.

### 39. O zappeo com eletrodos adesivos tem a mesma eficácia que as pulseiras ou os tubos de carbono?

Para trabalhar zonas concretas sim, porque a máxima efetividade ocorre na zona onde são colocados. Para o resto do organismo a efetividade é menor.

### 40. Posso zappear-me estando grávida?

Não recomendado.

### 41. Posso utilizar os pratos de zappeo para zappear um órgão do meu animal de estimação?

Sim, pode ser utilizado da mesma maneira que no ser humano, zappeando, por exemplo, fígado, rins....

### 42. Devem-se zappear as frutas e os legumes orgânicos?

Mesmo que nós os tivéssemos coletado e soubéssemos de sua procedência – sendo frescos e sem fertilizante químico, mesmo assim é aconselhável zappear porque tais alimentos podem conter agentes patogênicos e toxinas que estão na terra. Além disso, zappear é sempre positivo uma vez que proporciona polaridade norte, elimina micróbios patogênicos e neutraliza os tóxicos dos alimentos.

### 43. Pode-se zappear alimentos cozidos?

Sim, de preferência zappear os alimentos antes de comer.

### 44. Posso ozonizar um ambiente estando presente dentro dele?

Recomenda-se que ao ozonizar um ambiente não haja nenhuma pessoa ou animal dentro, mas no caso de inalação de ozônio, tudo o que acontece é um pouco de secura no sistema respiratório, uma vez que este é o oxidante.

Para que se torne perigoso o ozônio deve ser inalado em grande quantidade.

### 45. Pode-se ozonizar alimentos cozidos?

Sim, claro.

### 46. Quantas vezes por semana deve-se ozonizar um ambiente?

Basta fazê-lo uma vez por semana.

### 47. Posso tomar a prata coloidal de forma preventiva, continuamente?

Sim, não há problema, desde que se tome o equivalente a uma colher de chá várias vezes por dia como preventivo.

### 48. Com que frequência devo substituir o filtro da destiladora de água?

A cada 2 meses.

### 49. Utilizo melhor a luz de espectro total próxima ao meu ventre ou a 10 ou 20 centímetros para que me ajude numa afeção hepática?

Quanto mais perto do corpo melhor. Também é mais cômodo porque nós podemos sentar ou deitar para apoiá-la na zona.

### 50. A caixa de luz pode ser usada sobre a roupa?

Em nível ambiental sim, porque seu efeito é benéfico ou captaremos através dos fotorreceptores dos olhos. Para aplicações locais é necessário que a luz incida diretamente sobre a pele da zona a tratar.

### 51. Quanto tempo se pode utilizar a caixa de luz ao dia?

Ao nível ambiental o tempo que considerar até às 21 ou 22horas.

Em aplicações locais, às vezes, que considerar, sendo o normal entre 10 a 20 minutos de cada vez.

### 52. Os animais podem usar a caixa de luz?

Sim, do mesmo modo que os seres humanos.

### 53. As obturações de amálgama podem ser retiradas por qualquer dentista?

Sim, mas é preferível orientá-lo sobre os materiais ou marcas pelos quais não se devem substituir, já que um dentista "comum" desconhece quais não são tóxicos.

## 54. Sempre se aconselha a que não se tome lugol no caso de alergia ao iodo. Como posso saber se posso tomá-lo?

Nem eu nem a Dr.ª Clark encontramos em toda a nossa carreira uma pessoa alérgica ao Lugol. No entanto, para ter a certeza, coloque uma gota no dorso da mão e espere 2 minutos, é o suficiente. Se não produzir reação alérgica, rubor, ardor, não deverá ter problemas. De qualquer forma, embora sendo essa a nossa opinião, para mais esclarecimentos não deixe de consultar o seu médico.

As dúvidas ou questões que possam surgir sobre terapia ou protocolos estão disponíveis em info@institutoclark.com ou com qualquer terapeuta Clark licenciado.

# Produtos Clark

## Índices de Produtos:

- Óleo de menta
- Óleo de noz-moscada
- Óleo de orégano
- Ácido aspártico
- Ácido fólico (vitamina B9)
- Ácido glutâmico
- Ácido alfa-lipoico ou thioctic
- Absinto
- Alho inodoro (extrato)
- Alginato de sódio
- Betaína HCL
- Bicarbonato de Sódio
- Boswellia
- Bromelina
- Cálcio (citrato de cálcio)
- Casca de noz preta
- Cáscara sagrada
- Cereja Preta
- Cisteína
- Cravinho
- Coenzima Q10 (30 mg).
- Coenzima Q10 (400 mg).
- Cromo
- Cúrcuma
- Enzimas digestivas
- Echinacea
- Rosa mosqueta
- Eucaliptos
- Fenuthyme (tomilho e feno-grego)
- Ginko biloba (extrato)
- Ginseng (extrato)
- Glutamina
- Glutationa
- HCl (ácido clorídrico)
- Erva-de-São-João (Hipérico)
- Ervas para o fígado
- Ervas para os rins
- Ferro (gluconato ferroso)
- Erva-Doce
- Hortência (raíz). Hydrangea
- Inositol
- IP6 (hexafosfato de inositol ou ácido fítico)
- Gengibre (raiz)
- Lisina (cápsulas e pó)

- Lugol (solução de iodo)
- Manganês
- Metionina
- MSM
- Multivitamínico
- Niacina
- Niacinamida
- Olmo-vermelho
- Ômega 3/6/9
- Ornitina
- Óxido de Magnésio
- Papaína
- Paula D'Arco (Lapacho)
- Pepsina
- Pimenta-de-cayenne
- Potássio (citrato de potássio)
- Quassia
- Quercetina / Bromélia
- Reishi
- Sais de Epsom
- Saw Palmetto (extrato)
- Selênio
- Selo Dourado (corante)
- Taurina
- Chá de casca de bétula
- Chá verde (extrato)
- Tintura de nogueira
- Triptofano
- Uva-ursi
- Valeriana (extrato de raiz)
- Vitamina A
- Vitaminas do complexo B
- Vitamina B1
- Vitamina B2 (cápsulas ou pó)
- Vitamina B5 (ácido pantotênico)
- Vitamina B6
- Vitamina B8 (biotina)
- Vitamina B12
- Vitamina C (cápsulas e em pó)
- Vitamina C não ácido
- Vitamina D
- Vitamina E
- Zinco (gluconato)

# Programas Clark para Limpeza Orgânica I

## Programa desparasitante:

Ingredientes:

1) Tintura de nogueira (casca de noz nogueira preta)
2) Cravinho
3) Absinto
4) Ornitina

## Limpeza renal

Ingredientes:

1) Cereja Preta (concentrado)
2) Ervas para os rins
3) O óxido de magnésio
4) Gengibre Raiz
5) Tintura selo dourado
6) Uva-ursi
7) Vitamina B6

# Limpeza intestinal

Ingredientes:
1) Tintura de nogueira (casca de noz nogueira preta)
2) Cúrcuma
3) Erva-Doce
4) Enzimas digestivas
5) Betaína HCL
6) Óxido de magnésio
7) Lugol (solução de iodo)
8) Cáscara Sagrada

# Limpeza hepática:

Ingredientes:
1) Ornitina
2) Sais de Epsom

# Desparasitação áscaris:

Ingredientes:
1) Coenzima Q10: 400 mg.
2) Cisteína
3) Azeite ozonizado

## Higiene clark:

- Óleo de damasco
- Ácido cítrico
- Clareamento dos dentes (lixívia dental)
- Bórax (borato de sódio)
- Jogos de Talheres
- Peróxido de hidrogênio
- Pó dental com orégano
- Jogo facas plástico
- Brisa prata

## Aparelhos clark:

- Caixa de luz de espectro total
- Destilador de água
- Experimento 96
- Fabricador de prata coloidal (silver smart)
- Barras de prata
- Filtro Antipolonio
- Filtro de osmose inversa Nimbus
- Icset
- Ozonizador
- Sincrômetro
- Varizapper
- Tiras condutoras (elétrodos corporais com velcro)
- Elétrodos adesivos
- Elétrodos manuais de tubos de carbono
- Pratos Zappeo (zapping plates)
- Pulseiras amarelas
- Pantufas condutoras
- Varizapper para os dentes (tooth zappicator)
- Varizapper de Alimentos

# Guia de Produtos Utilizados na Terapia Clark

Aviso: As doses dadas são meramente indicativas e opinião pessoal. Para mais esclarecimento, entre em contato com um profissional de saúde.

## Absinto[1]

**Propriedades:**
- Anthelmíntica.
- Antibiótico.
- Emenagogo.
- Expectorante.
- Carminativo.

**Indicações:** Em programas desparasitantes.

**Dosagem:** Até 9 cápsulas / dia.

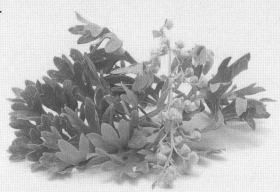

---

1. *Artemisia absinthium*, popularmente conhecida por absinto, losna, artemísia, erva-santa.

# Ácido Aspártico

**Propriedades:**

- Protetor hepático e desintoxicação.
- Estimula o sistema imunológico, aumentando imunoglobulinas e anticorpos.
- Ajuda a eliminar a amônia do corpo.
- Aumenta a resistência à fadiga.

**Indicações:**

- Fadiga Crônica.
- Infecções.
- Sobrecargas hepática.

**Dosagem:** 5 g, 15 minutos antes das refeições.

# Ácido fólico *(vitamina B9)*

**Propriedades:**

- Estimula o apetite e a formação de ácido clorídrico.
- Ajuda a correta função hepática.
- Estabilizador emocional.
- Retarda o aparecimento de cabelos grisalhos (junto com a vitamina B5).
- Prevenção de problemas no feto.
- Ajuda a desintoxicar o ácido malônico dos rins.

**Indicações:**

- Fraqueza e fadiga.
- Irritabilidade e insônia.
- Má memória.
- Apoio à função renal.
- Anemia.

**Dosagem:** 1 cápsula às duas principais refeições.

# Ácido glutâmico

**Propriedades:**
- Aumenta a excitabilidade dos neurônios no sistema nervoso central.
- Atua tanto no cérebro quanto na medula espinhal.
- Precursor de GABA.
- Antiepilépticas e calmante.

**Indicações:**
- Hiperplasia prostática.
- Epilepsia e distúrbios neurais.
- Distúrbios motores.

**Dosagem:** De 1-2 gramas 20 minutos antes de cada refeição principal.

# Ácido Thiotic ou alfa lipoico

**Propriedades:**
- Antioxidante.
- Protetor e regenerador do tecido nervoso.
- Produtor de energia celular.
- Eliminador de metais pesados e outros tóxicos.
- Redução das transaminases e regenerador hepático.
- Estimulador do sistema imunológico (sendo propulsor de interferon).

**Indicações:** Como um antioxidante, desintoxicante e regenerador hepático.

**Também é usado em:**
- Hepatite.
- Câncer.
- Esclerose múltipla, Esclerose Lateral Amiotrófica (ALS).
- Alzheimer.
- AIDS.
- Diabetes.

**Dosagem:** Entre 300 e 600 mg nas principais refeições.

# Alginato de sódio

**Propriedades:**

- Quelante: elimina toxinas de metais pesados no sangue, principalmente de estrôncio.
- Ajuda em problemas intestinais inflamatórios.

**Dosagem:** 1-2 colheres de chá diárias.

# Alho inodoro *(extrato)*

**Propriedades:**

- Efeito antibiótico, útil na prevenção e tratamento de doenças infecciosas.
- Previne processos de fermentação intestinal.
- Vasodilatador e relaxante.
- Previne o envelhecimento precoce.
- Melhora a oxigenação tecidual.
- Favorece a diminuição da taxa de glicose no sangue.
- Reduz a pressão arterial (H.T.A.).
- Previne parasitas intestinais.
- Ajuda a expulsar do organismo metais pesados e tóxicos.
- Ataca as fases intermediárias de *Fasciolopsis Buski* que são os produtores do fator de crescimento tumoral.
- Penetra facilmente o cérebro e a medula óssea combatendo os parasitas nesses órgãos.
- Ataca as larvas de parasitas.
- É altamente tóxico para as células cancerígenas, mas não para as saudáveis (é seletivo).
- Os chineses usam o alho inodoro para combater o parasita da malária.
- Em contato com o ferro celular produz uma reação química que libera radicais livres que quebram as membranas celulares. Recordar que o parasita contém quantidades elevadas de ferro. Além disso, como o câncer exige grande quantidade de ferro para replicar o seu DNA, quando

dividido, esta é a razão que o absinto funcione como antitumoral (uma célula de câncer de mama contém cerca de 15 vezes mais siderofilina do que uma célula saudável).

- Muito bons resultados em casos de leucemia, especialmente pelo elevado nível de ferro nas células infectadas nesta doença.

**Dosagem:** 1 cápsula com cada refeição.

# Aminoácidos

**Aplicações:**
- Déficits proteicos.
- Imunodeficiências.

**Dosagem:** A partir de 2-5 cápsulas em cada refeição.

# Arginina

**Propriedades:**
- Acelera a cicatrização de feridas.
- Melhora a resposta erétil e produção de esperma e mobilidade.
- Desintoxicante Hepático.
- Aumenta a resposta ao sistema imunitário.
- Aumenta a produção de colágeno e massa muscular, reduzindo os estoques de gordura corporal.
- Reduz espasmos musculares.
- Eficaz contra hemorroidas.
- Previne a formação de arteriosclerose.
- Sua deficiência pode causar queda de cabelo, constipação, fígado gorduroso.

**Dosagem:** De 1-3 gramas diárias, 20 minutos antes das refeições.

# Betaína HCL

**Propriedades:**

- Elimina a gordura do fígado.
- Ajuda a digestão de proteínas no estômago.
- Ajuda a absorção de cálcio e ferro.
- Aumenta a acidez do meio gástrico.
- Provoca a secreção de pepsina.
- Melhora a absorção de vitaminas B e C.
- Ajuda a esterilizar os alimentos ingeridos.
- Impede a absorção de parasitas intestinais.
- Ajuda a desintoxicar o ácido malônico dos rins.
- Elimina as bactérias *clostridium* do intestino.

**Dosagem:** A partir de 1-2 cápsulas em cada refeição.

# Bicarbonato de sódio

**Indicações:**

- Excesso de acidose metabólica.
- Alcalinizante.

**Dosagem:** ¼ colher de chá dissolvido em um pouco de água, de manhã e à noite.

# Boswellia

**Propriedades:**

- Antiviral.
- Antibacteriano.
- Anti-inflamatório natural.

**Indicações:**

- Em processos pós-operatórios.
- Processos inflamatórios.

- Artrite / Artrose.
- Processos virais e bacterianos.

**Dosagem:** 1-3 cápsulas diárias às refeições.

# Bromelina

**Propriedades:**
- Anti-inflamatórios.
- Digestivo.

**Dosagem:**
- Ação anti-inflamatória: De 4-5 cápsulas uma hora antes do café da manhã, almoço e jantar.
- Ação digestiva: 1 cápsula em cada refeição.

# Cálcio *(citrato de cálcio)*

**Propriedades:**
- Fortalece o sistema esquelético.
- Promove o sono.
- Regula processos de coagulação.
- Promove a saúde cardiovascular.
- Ajuda na absorção de vitamina B12.

**Indicações:**
- Osteoporose.
- Irritabilidade.
- Insônia.
- Anemia.
- Alergias (reduz os níveis de histamina).

**Dosagem:** 1 cápsula em 2 ou 3 refeições.

# Cápsulas de gelatina vazia

**Indicações:** Para introduzir as gotas de óleo de orégano (ou qualquer outro suplemento que exige ser capsulado).

# Cáscara sagrada

**Propriedades:**
- Melhora a digestão.
- Limpa o cólon.
- Aumento do apetite.
- Desintoxica o organismo.

**Indicações:**
- Problemas ocasionais de constipação.
- Limpeza intestinal.

**Dosagem:** 1 cápsula diariamente em uma das refeições.

# Cereja preta (concentrado)

**Propriedades:**
- Diurético.
- Desintoxicante Renal.
- Analgésico.
- Reumático.
- Antipirético.

**Indicações:** Na limpeza dos rins.

# Chá casca de Bétula

**Propriedades:**
- Analgésico.
- Anti-inflamatório.
- Antisséptico.

- Favorece a cicatrização.
- Adstringente e Colerético.

**Indicações:**
- Alterações urinárias.
- Gota.
- Obesidade.
- Febre.
- Disfunções biliares.
- Reumatismo.
- Ajuda a eliminar os príons em pacientes degenerativos.

**Dosagem:** 40 gr. por litro de água. Beber três xícaras por dia.

# Chá verde *(extrato)*

**Propriedades:**
- Estimulante do sistema nervoso cardiorrespiratório.
- Diurético.
- Venotônico e Vasoprotetor.
- Induz ao relaxamento em nível bronquial, ureteral e vias biliares.
- Ajuda a queimar gordura corporal.
- Inibe o crescimento de células cancerígenas.
- Antioxidante.

**Indicações:**
- Cansaço físico e mental.
- Diarreia.
- Bronquite.
- Asma.
- Hemocromatose (excesso de ferro no sangue).
- Doenças degenerativas.
- Diluição.

**Dosagem:** 1 cápsula antes das refeições.

# Cisteína

**Propriedades:**

- Ajuda a remover metais pesados do organismo.
- Ajuda na excreção de mucosidades.
- Regula a atividade enzimática.
- Estimulante imunitário.
- Ajuda a desintoxicar o ácido malônico dos rins.
- Desparasitante das larvas e dos ovos de Áscaris e Oxiúros.

**Indicações:**

- Desintoxicações orgânicas.
- Estimulação do sistema imunológico.
- Cabelos e unhas quebradiças.
- Eczema e psoríase.
- Apoio à função renal.
- Protege contra os efeitos tóxicos das radiações.
- É um antioxidante contra radicais livres.
- Pode tornar-se glicose: portanto é uma fonte de energia.
- Ajuda na absorção de ferro.
- Pessoas com organismo muito ácido e diabetes (porque pode diminuir a eficiência da insulina) usar o produto com moderação.
- O ideal é tomar 5 horas após a ingestão de azeite ozonizado ou lugol (porque estes últimos são oxidantes).

**Dosagem:** 0,5 a 3 g. por dia às refeições.

# Coenzima Q10 *(30 mg e 400 mg.)*

**Propriedades:**

- Aumenta a eficácia do sistema imunológico.
- Em doses altas é um excelente desparasitante de nematelmintos (vide desparasitação de Áscaris).

- Essencial para o coração e cérebro – melhora o funcionamento de ambos.
- Ajuda a normalizar a pressão arterial.
- Ajuda na função de diferentes enzimas.
- Facilita a perda de peso.
- Previne o envelhecimento.
- Alivia a fadiga.
- Ajuda a tolerar mais exercício físico.
- Promove a oxigenação celular.
- Ajuda a manter níveis adequados de glicose no sangue.
- Portador de elétrons necessários na mitocôndria celular, para evitar degenerações.
- O mais eficaz contra lombrigas no cérebro, medula óssea...

Indicações:
- Diabetes (estimula a secreção de insulina e sua síntese).
- Peridontite.
- Síndrome de Fadiga Crônica.

**Dosagem:** A partir de 1-3 cápsulas em cada refeição.

# Cravinho

Propriedades:
- Antisséptico.
- Antibacteriano.
- Antifúngico.
- Carminativo (estimula a motilidade gástrica).
- Estimula o apetite e a digestão.

**Indicações:** Em programas desparasitantes.

**Dosagem:** Até 9 cápsulas / dia.

# Cromo

**Propriedades:**

- Age no metabolismo da glicose e regula os níveis de açúcar no sangue.
- Impede a formação de ateroma.
- Promove o crescimento.
- Controla os níveis de colesterol.
- Estimula o transporte de aminoácidos e síntese de proteínas.

**Indicações:**

- Problemas cardíacos.
- Problemas circulatórios.
- Arterosclerose.
- Colesterol.
- Diminuição da formação do esperma.
- Hipoglicemia.
- Nervosismo. Irritabilidade. Depressão.
- Diabetes 1 e 2.

**Dosagem:** 1-2 cápsulas diárias às refeições.

# Cúrcuma

**Propriedades:** As indicações terapêuticas da cúrcuma são para as doenças hepáticas, especialmente icterícia, colecistite (inflamação da vesícula biliar), cólica biliar e dispepsia. Frequentemente, a cúrcuma recupera o apetite, que muitas vezes falta neste tipo de patologia. Não deve ser usada em caso de úlcera de estômago ou hemorragia intestinal.

**Indicações:**

- Problemas hepatobiliares, hepatite.
- Protetor hepático.
- Prevenção de tromboembolismo.
- Colelitíase (cálculos biliares).
- Colecistite (inflamação da vesícula biliar).

- Infecções bacterianas.
- Inflamações de todos os tipos.

**Dosagem:** 3 cápsulas em cada refeição.

# Echinacea

**Propriedades:**
- Ativa a formação de leucócitos, estimulando o sistema imunitário.
- Ação antibacteriana.
- Anti-inflamatório.
- Digestivo.
- Estimula a secreção salivar.

**Indicações:**
- Faringite, rinite, sinusite e bronquite.
- Gripe e resfriados comuns.
- Diarreia e colite ulcerativa de repetição e estomatite.
- Qualquer tipo de infecção.

**Dosagem:** 1 cápsula no café da manhã, almoço e jantar.

# Enzimas digestivas

**Propriedades:**
- Facilitam a digestão de gorduras, proteínas e hidratos de carbono.
- Evitam a formação de gases intestinais, devido à fermentação do alimento não digerido.
- Inibem certas substâncias alergênicas que são ingeridas através dos alimentos.
- Previnem a inflamação e hipertrofia dos diversos órgãos que compõem o sistema digestivo, especialmente o fígado, pâncreas e vesícula biliar.
- Favorecem a limpeza e a desintoxicação corporal.
- Colaboram na redução da dor e da inflamação de feridas e lesões, acelerando a cura.

**Dosagem:** 1-3 cápsulas em cada refeição.

# Erva-de-São-João *(hipérico)*

**Propriedades:**

- Antidepressivo.
- Estabiliza o sistema nervoso.

**Dosagem:** 1 cápsula em cada refeição.

# Erva-doce

**Indicações:**

- A principal virtude da erva-doce é ser um excelente remédio contra gases – ajuda eliminar os gases intestinais.
- Alivia essencialmente a dor intestinal e a flatulência de origem gastrointestinal, além de aumentar o apetite.
- É útil no tratamento de vários problemas gástricos, cujo objetivo é alcançar um efeito estimulante.
- Discreta atividade expectorante. Indicado para o tratamento de tosse crônica.
- A raiz tem virtudes diuréticas.
- A folha promove a cicatrização de feridas e estimula a motilidade gástrica.
- Ação antibacteriana.

**Propriedades:**

- Ajuda a eliminar gases intestinais.
- Antisséptico.
- Mucolítico (destruidor muco).
- Expectorante.
- Diurético.
- Infecções bacterianas.
- Ajuda combater o mau hálito.

**Contraindicações:** Em caso de hiperestrogenismo.

**Dosagem:** 3 a 6 cápsulas em cada refeição.

# Ervas para o fígado

**Propriedades:** Estimular, desintoxicar e regenerar o fígado.

**Dosagem:** De 1-3 infusões por dia.

# Ervas para os rins

**Propriedades:**
- Fortalece o sistema imunológico.
- Desintoxicação celular (metais pesados, benzeno).
- Protetor Hepático.
- Desintoxicante Renal.

**Indicações:**
- Infecções.
- Alergias.
- Doenças degenerativas e neoplásicas.
- Previne a oxidação celular, e alterações celulares anormais.
- Intoxicações.
- Sujeira renal.

# Eucalipto

**Propriedades:**
- Expectorante.
- Minimiza os sintomas do catarro.
- Antiparasitário.

**Aplicações:**
- Faringite, bronquite, asma, sinusite e gripe.
- Diabetes leves.
- Infecções parasitárias.

**Dosagem:** 1 cápsula por dia, em uma das principais refeições.

# Fenuthyme *(tomilho e feno-grego)*

**Propriedades:**
- Descongestionante respiratório.
- Reduz a absorção de açúcares e gorduras.

**Indicações:**
- Doenças respiratórias.
- Dietas de emagrecimento.

**Dosagem:** 1 cápsula 1-3 vezes ao dia às refeições.

# Ferro *(gluconato ferroso)*

**Propriedades:**
- Aumenta a resistência ao estresse e à doença.
- Fornece força e resistência.
- Promove o crescimento corporal.
- Previne a anemia.
- Previne as infecções respiratórias, dentárias, de ouvidos e pele.

**Dosagem:** 1 cápsula diária em uma das principais refeições.

# Gengibre *(raiz)*

**Propriedades:**
- Antisséptico, antitérmico, antitussígeno.
- Carminativo (estimula a motilidade gástrica), antiúlcera, antiemético (alívio dos sintomas relacionados ao enjoo, náuseas e vômitos).
- Analéptico (estimulante) respiratório e cardíaco.
- Anticonvulsivante, hipotensor e sedativo cardíaco.
- Desintoxicante Renal.

**Indicações:**
- Gripe, faringite, rinite, angina.
- Perda de apetite, a digestão lenta.

- Tonturas, vertigens, diarreia, reumatismo.
- Inchaço (gases).
- Digestões difíceis.
- Na limpeza renal, ajuda a eliminar o ácido malônico dos rins.

**Dosagem:** A partir de 1-3 cápsulas diariamente.

## Ginkgo Biloba *(extrato)*

**Propriedades:**
- Antioxidante.
- Benéfico para problemas de cérebro, sistema nervoso e olhos.
- Ajuda a estimular a memória.
- Ajuda a combater os sintomas de tensão pré-menstrual (TPM).

**Indicações:**
- Problemas circulatórios e permeabilidade capilar.
- Alzheimer, patologias cerebrais e do sistema nervoso.
- Tensão pré-menstrual e disfunção erétil vascular.
- Problemas de concentração, memória, perda de rendimento físico, fadiga, dores de cabeça, tonturas, depressão, ansiedade.

**Dosagem:** 1-3 cápsulas diárias às refeições.

## Ginseng *(extrato)*

**Propriedades:**
- Promove a imunidade contra resfriados, gripes e outras infecções.
- Melhora a sensação geral de bem-estar.
- Favorece a atividade mental e aprendizagem.
- Ajuda a melhorar a potência sexual.
- Benéfico para atletas em geral.
- Estimula a mente.
- Benéfico em problemas de colesterol e diabetes.

- Melhora do sono.
- Estimula o sistema imunológico.
- Benéfico para combater o estresse e a fadiga.

**Dosagem:** 1-3 cápsulas diárias às refeições.

## Ginseng coreano *(extrato)*

**Indicações:** Mais eficaz contra a fadiga.

## Glutamina

**Indicações:**

- Exercícios físicos intensos.
- Elevação do sistema imunológico.
- Recuperação de lesões.
- Estresse prolongado.
- Regeneração celular dos tecidos.
- Déficit de Proteína.
- Saúde Intestinal.

**Dosagem:** Entre 1 a 5 gr. diariamente entre as refeições ou 20 minutos antes de cada refeição.

## Glutationa

**Propriedades:**

- Fortalece o sistema imunológico.
- Desintoxicação celular (metais pesados, benzeno).
- Protetor hepático.

**Aplicações:**

- Infecções.
- Alergias.

- Doenças degenerativas e neoplásicas.
- Previne a oxidação celular e alterações celulares anormais.
- Intoxicação.

**Dosagem:** A partir de 1-3 cápsulas diárias.

## HCL *(ácido clorídrico)*

**Indicações:**
- Baixa acidez estomacal.
- Má digestão de proteínas.
- Infecções digestivas.

**Dosagem:** De 5 a 10 gotas por refeição (sempre em uma cápsula vazia (Clark), preparado só na hora da ingestão).

## Hortência *(raiz)*. Hydrangea

**Propriedades:**
- Diurético.
- Laxante.
- Previne a formação de pedra.
- Apoio à função renal.
- Estimulante do sistema imunitário, devido ao seu elevado teor de germânio orgânico (fundamental para nutrir os leucócitos).

**Indicações:**
- Infecções do trato urinário.
- Inflamação da próstata.
- Cálculos renais.

**Dosagem:** 1-2 cápsulas 3-5 vezes ao dia às refeições.

# Inositol

**Propriedades:**

- Reduz o colesterol do sangue.
- Essencial no metabolismo de gorduras.
- Estimula o crescimento do cabelo.
- Protetor hepático.
- Efeito calmante.

**Indicações:**

- Depressão.
- Ataques de pânico.
- Ansiedade.
- Diabetes.
- Doenças do fígado.
- Arteriosclerose.
- Colesterol alto.
- Erupções cutâneas.
- Doenças degenerativas.

**Dosagem:** 1 cápsula 2-3 vezes ao dia (dependendo de cada caso), de preferência distante das refeições.

## IP6 *(hexafosfato de inositol ou ácido fítico)*

**Propriedades:**

- Ajuda a limpar calcificações e metais do cólon, fígado, cérebro, rins, coração e da vesícula biliar.
- Extrai radioatividade do organismo.
- Limpa artérias.
- Estimulante do sistema imunitário.
- Ajuda a desintoxicar o polônio e outros metais pesados do sistema imunológico e do resto do corpo.

- Aumenta a oxigenação orgânica (dobrando o oxigênio que é transportado na hemoglobina).

**Indicações:**
- Doenças degenerativas.
- Imunodeficiências.
- Aumento da oxigenação em atletas e pessoas doentes.

**Dosagem:** A partir de 5 gotas três vezes ao dia, a 20 gotas 5 vezes ao dia. Pelo menos 45 minutos antes das refeições e de outros suplementos.

# Lisina *(cápsulas e pó)*

**Propriedades:**
- Aumenta a síntese de proteínas.
- Melhora o metabolismo de carboidratos e ácidos graxos.
- Aumento da absorção de cálcio na matriz óssea.
- Previne o envelhecimento.
- Previne a formação de pedras nos rins.
- Estimula a produção de anticorpos.
- Estimula o hormônio do crescimento.
- Melhora o desempenho atlético.
- Impede a absorção de arginina, que é essencial para a atividade do vírus do herpes.

**Indicações:**
- Herpes simplex e herpes genital.
- Queda do cabelo.
- Anemia.

**Dosagem:** De 2-5 gr. / Dia entre as refeições.

# Lugol *(solução de iodo)*

**Propriedades:** Antisséptico.

**Aplicações:** Nas infecções bacterianas, especialmente Salmonela e Shigella.

**Contraindicações:** Não utilizar se houver alergia ao iodo.

**Dosagem:** 6 gotas dissolvidas em água, de 3 a 6 vezes por dia (antes de alimentos ou suplementos vitamínicos).

# Manganês

**Propriedades:**

- Promove a síntese de ácidos graxos e colesterol.
- Participa do desenvolvimento ideal do esqueleto e do feto.
- Essencial para a formação da cartilagem óssea.
- Ajuda na síntese de hormônios da tireoide.
- Ajuda a eliminar a amônia.
- Incentiva a fertilidade.

**Indicações:**

- Vertigem.
- Convulsões.
- Perda auditiva.
- Zumbido.
- Cegueira.
- Problemas ósseos.
- Problemas cardíacos.
- Diabetes.
- Artrite reumatoide.

**Dosagem:** 1-2 cápsulas diárias às refeições.

# Metionina

**Propriedades:**
- Ajuda o fígado a processar as gorduras.
- Diminui a histamina no sangue (efeito antialérgica).

**Indicações:**
- Alergias.
- Pancreatite.
- Suporte de fígado.
- Esquizofrenia.
- Apoio à função renal.
- Ajuda a desintoxicar os rins do ácido malônico.

**Dosagem:** 2,1 gr. / Dia (segundo o peso), de preferência 20 minutos antes das refeições.

# MSM

**Propriedades:**
- Regenerador tecido conectivo.
- Anti-inflamatório e analgésico (alívio da dor).
- Estimulante do sistema imunitário.
- Desintoxicante da pele.
- Antioxidante geral e cerebral.
- Quebra a formação da cadeia dos processos cancerosos.
- Converte o ferro férrico (nocivo) para ferroso (benéfico) em nosso organismo.
- Ajuda a eliminação do amianto de nosso organismo.
- Aumenta a permeabilidade celular: o que implica maior eliminação de tóxicos e mais absorção de vitaminas e minerais.

**Indicações:**
- Artrite e Reumatismo.

- Osteoartrose.
- Alergias.
- Acne.
- Favorece a concentração.
- Aumenta o consumo de oxigênio.
- Regula os processos autoimunes.
- Desintoxicação de metais.
- Câncer e outras doenças degenerativas.
- Anemia por deficiência de ferro.
- Diminui a ansiedade e a depressão.
- Fungicida, antibacteriano e antiparasitário.
- Essencial para crianças.
- Muito eficaz nas dores musculares e câimbras.
- Age com a mesma eficácia que a aspirina ou codeína, como analgésico.
- Em relação à gastrite hiperácida, pode retardar e até parar o uso de antiácidos e bloqueadores de bomba de prótons.

**Dosagem:** 1 a 3 cápsulas ao dia, 20 minutos antes das refeições.

# Multivitamínico

**Propriedades:**
- Ajuda a manter o sistema imunológico ativo.
- Ajuda a manter o cabelo e a pele saudáveis.
- Previne as deficiências vitamínicas leves.

**Indicações:**
- Sistema imunológico deprimido.
- Episódios de estresse.
- Problemas de pele e / ou cabelo.

**Dosagem:** 1-3 cápsulas por dia.

# Niacina
## *(vitamina B3)*

**Propriedades:**
- Melhora a circulação sanguínea.
- Controla o colesterol.
- Regula o sistema nervoso.
- Útil para combater a dermatite.

**Dosagem:** De 1-2 cápsulas ao dia.

# Niacinamida
## *(Vitamina B4)*

**Indicações:**
- Forma ativa da vitamina B3.
- Aumento da absorção.

**Dosagem:** De 1-2 cápsulas diárias com refeições.

# Nogueira Preta
## *(casca de noz da nogueira preta)*

**Propriedades:**
- Tratamento contra parasitas, bactérias, vírus e fungos.
- Melhora o movimento do intestino.
- Desintoxicante hepático.

**Indicações:** Em programas de desparasitação, em que não é recomendado o uso de tintura.

# Óleo de menta

**Propriedades:**
- Reduz azia.
- Inalando-se através de um pano ou uma almofada, alivia constipações, gripes, tosse, bronquite, sinusite, dores de cabeça e dor de dente.

**Indicações:**
- Indigestão, gases, dores de cabeça, irregularidades menstruais, sinusite.
- Doenças infecciosas do fígado e da vesícula biliar.

**Dosagem para uso interno:** 2 a 3 gotas de 2 a 3 vezes por dia.

# Óleo de orégano

**Propriedades:**
- Antisséptico.
- Antifúngicos (incluindo cândida).
- Analgésico.
- Antiviral.
- Antiparasitário.
- Antibacteriano (incluindo E. coli, estreptococos; estafilococos...)

**Indicações:**
- Candidíase e outras infecções fúngicas: uso interno (ingerida em cápsula vazia e sempre com os alimentos).
- Pé de atleta: uso tópico, levemente diluído em água.
- Analgésico em patologias leves e degenerativas.
- Problemas gastrointestinais derivados de colonização bacteriana ou fúngica (indigestão, gases, inchaço, dor no trato digestivo).
- Faringite, otite, sinusite.
- Asma.
- Dismenorreia e amenorreia.
- Em uso externo é benéfico para varizes, problemas nas articulações e infecções da pele (levemente diluído com água).
- Dolores de todos os tipos.

**Dosagem:** A partir de 3-5 gotas 2 ou 3 vezes por dia com as refeições (aplicar as gotas em uma cápsula vazia Clark).

# Óleo noz moscada

**Propriedades:**
- Digestivo, estimulante do apetite.
- Antisséptico.
- Estimulante do sistema nervoso.

**Indicações:**
- Digestão lenta.
- Halitose.
- Cálculos biliares.
- Dismenorreia.
- Reumatismo.
- Diarreia.

**Dosagem:** 2-3 gotas de 2 a 3 vezes por dia.

# Olmo Vermelho *(pó)*

**Propriedades:**
- Antidiarreico.
- Anti-inflamatório.
- Calmante intestinal.
- Descongestionante articular.

**Indicações:**
- Desnutrição.
- Problemas intestinais e digestivos.
- Gastroenterite.
- Constipação infantil.
- Doença de Crohn e do intestino irritável.

**Dosagem:** 1-2 colheres de chá 1-3 vezes ao dia.

# Ômega 3/6/9: ácidos graxos essenciais

**Propriedades:**

- Ajudam a regular a taxa de coagulação do sangue.
- Nutrem as células da pele e do cabelo.
- Protegem a mielina das células nervosas.
- Ajudam a evitar depósitos de colesterol nas artérias e reduzem o nível de triglicerídeos.
- Facilitam o transporte de oxigênio para as células, tecidos e órgãos
- Favorecem a eliminação de gorduras saturadas do organismo.
- Regulam as glândulas suprarrenais e da tireoide.
- Mantêm as membranas de mucosas e nervos saudáveis.
- Ajudam a manter os níveis de cálcio, fósforo e vitamina A.

**Dosagem:** 1 a 2 cápsulas por dia com as refeições.

# Ornitina

**Propriedades:**

- Ajuda a remover amônia do organismo.
- Ajuda a metabolizar o excesso de gordura corporal.
- Facilita o sono e o relaxamento.

**Dosagem:** De 2-4 gr. na hora de dormir.

# Óxido de magnésio

**Propriedades:**

- Regula o colesterol sanguíneo.
- Regula o nível de glicemia no sangue.
- Ajuda na assimilação vitamínica e mineral.
- Participa como um mineral essencial para a transmissão intracelular de impulsos nervosos.
- Participa na reparação e manutenção de células e tecidos do corpo.
- Ajuda no crescimento orgânico.

- Essencial nos processos de contração e relaxamento muscular.
- Favorece a utilização correta das vitaminas B, C e D.
- Facilita a dissolução de pedras nos rins.

**Dosagem:** Uma cápsula 1 ou 2 refeições.

# Pancreatina lipase

**Propriedades:** Ajuda na digestão de carboidratos e gorduras.

**Aplicações:** Auxiliar digestivo.

**Dosagem:** De 1-2 cápsulas por refeição.

# Papaína

**Propriedades:**
- Anti-inflamatório Natural.
- Antiparasitária (contra Áscaris e oxiúros).

**Dosagem:** 5 cápsulas em jejum, três vezes por dia (para a função desparasitante e anti-inflamatória).

# Pau d'arco *(lapacho)*

**Propriedades:**
- Estimulante sistema imunitário.
- Antifúngica.
- Antibiótico.
- Analgésico.
- Bactericida.

**Indicações:**
- Candidíase.
- Infecções bacterianas.
- Condições reumáticas.
- Psoríase.

**Dosagem:** 1 cápsula às refeições.

# Pepsina

**Propriedades:**

- Necessário à digestão ideal da proteína.
- Ajuda a eliminar os príons em pacientes degenerativos.

**Dosagem:** 1 cápsula a cada refeição.

# Pimenta caiena

**Propriedades:**

- Estimula o apetite e a secreção de suco gástrico, aumentando a motilidade intestinal.
- Ajuda na circulação (principalmente microcirculação).

**Indicações:**

- Anorexia.
- Hipocloridria.
- Inchaço.
- Distúrbios circulatórios.

**Dosagem:** 1 cápsula às refeições.

# Potássio *(citrato de potássio)*

**Propriedades:**

- Ajuda a regular a hidratação orgânica.
- Estimula os impulsos nervosos.
- Colabora na oxigenação do cérebro.

**Indicações:**

- Hipertensão.
- Edemas.
- Fraqueza muscular.
- Paralisia nervosa.

**Dosagem:** 1 cápsula diária em uma das principais refeições.

# Quassia

**Propriedades:**
- Tônico sistema digestivo.
- Analgésico digestivo.
- Antiparasitário, antibacteriano, antifúngico e antiviral.

**Indicações:**
- Dor de estômago.
- Úlceras.
- Estimulante de apetite.
- Constipação.
- Congestão hepática.
- Infecções.
- Ação contra a malária.

**Dosagem:** Entre 0,5 e 1 g. 2 a 3 vezes por dia antes das refeições.

# Quercetina-Bromelina

**Propriedades:**
- Anti-histamínico natural.
- Anti-inflamatório.
- Protetor contra úlceras estomacais e desconforto gástrico.
- Inibidor de células cancerígenas e tumores bucais.
- Interrompe a proliferação excessiva de células na medula óssea (leucemia).
- Bioflavonoides. Fortalece as paredes dos capilares.

**Indicações:**
- Útil em casos de alergias sazonais e alimentares.
- Asma.
- Rinite alérgica.
- Antioxidante.
- Processos inflamatórios.
- Doenças degenerativas.

**Dosagem:** 1 cápsula a cada refeição.

# Reishi

**Propriedades:**

- Ajuda a reforçar o sistema imunitário.
- Promove o bom funcionamento do sistema circulatório e do sistema nervoso.
- Antibacteriano.
- Anti-inflamatório.
- Antioxidante.
- Antialérgico.
- Regula a taxa de açúcar no sangue.
- Reduz o estresse.

**Dosagem:** 1-3 cápsulas diárias às refeições.

# Rosa Mosqueta *(rosa canina)*

**Propriedades:**

- Por ser rica em vitamina C orgânica, aumenta a resistência do organismo contra infecções.
- Estimula o sistema imunológico.
- Antidiarreico.
- Cicatrizante.
- Diurético.
- Ajuda a desintoxicar os rins do ácido malônico.

**Indicações:**

- Diarreia.
- Fragilidade capilar.
- Edemas.
- Varizes, hemorroidas.
- Infecções e processos degenerativos.
- Apoio à função renal.

**Dosagem:** 1 cápsula no café da manhã, almoço e jantar; pode se aumentar a dose de acordo com o desejado.

# Sais de Epsom

**Propriedades:**
- Laxante.
- Facilita a eliminação de toxinas.
- Ajuda a prevenir enxaquecas.

**Dosagem:**
- Em cápsulas: 1-3 cápsulas diárias 20 minutos antes das refeições.
- Pó:1 colher de sopa por dia.
- Em limpezas hepáticas: 15 cápsulas ou 4 colheres de sopa a cada ingestão.

# Saw Palmetto *(extrato)*

**Propriedades:**
- Antiedematoso.
- Problemas de próstata e produção de testosterona.
- Asma e Bronquite.

**Dosagem:** 1-3 cápsulas diárias às refeições.

# Selênio

**Propriedades:**
- Contribui para o bom funcionamento do fígado.
- Estimula o sistema imunológico, alimentando os glóbulos brancos.
- Protege o organismo dos efeitos de elementos tóxicos.
- Participa das funções reprodutivas masculinas.
- Anti-inflamatório.
- Protege contra os radicais livres.
- Protege contra patologias degenerativas, artrite, doenças coronárias.

- Antioxidante.
- Mantém a elasticidade dos tecidos do corpo.
- Aumenta a produção de anticorpos.

**Dosagem:** Uma cápsula entre1 a 3 refeições.

## Selo Dourado *(tintura)*

**Propriedades:** Desintoxicante renal.

**Indicações:** Limpeza renal.

## Taurina

**Propriedades:**

- Colabora com o bom funcionamento do coração, músculos e sistema nervoso.
- Colabora com o desenvolvimento do cérebro.
- Participa na formação da bílis.
- Auxilia na produção dos leucócitos.
- Previne a demência senil e o Alzheimer.
- Aumenta a resistência do organismo contra infecções.
- Promove o sono.
- Previne a degeneração do fígado gorduroso.
- Ajuda a regular os níveis de açúcar no sangue.

**Dosagem:** A partir de 1-3 cápsulas 20 minutos antes das principais refeições.

## Tintura de Nogueira
### *(cáscara de noz da nogueira preta)*

**Propriedades:**

- Tratamento contra parasitas, bactérias, vírus e fungos.
- Melhora a motilidade intestinal.
- Desintoxicante Hepático.

**Indicações:**

- Em programas de desparasitação e qualquer infecção.
- Aplicação externa para fungo da pele e infecções genitais (aplicado na pele).

**Dosagem:** Tomar entre 1 colher de chá (diluída em meio copo de água fria) e 3 colheres sopa (diluídas em um copo de água fria), uma vez por semana. Beber lentamente, entre10 -15 minutos. Tintura de nogueira, uma vez aberto o frasco, manter na geladeira.

# Triptofano

**Propriedades:**

- Regula o nível de serotonina do cérebro, o que promove o relaxamento.
- Auxilia na formação de proteínas.
- Diminui o apetite.
- Controla o estado de espírito da pessoa.
- Mantém o bom humor.
- Ajuda a resistir à dor causada durante a atividade física.
- Necessário para o crescimento do bebê.
- Necessário para o balanço de nitrogênio em adultos.

**Dosagem:** 1-3 cápsulas 20 minutos antes do jantar.

# Uva ursi

**Propriedades:**

- Antibacteriano do sistema urinário e protetor renal.
- Anti-inflamatório.
- Antiviral.
- Antioxidante.
- Desintoxicante de ácido malônico em rins (principal causa de insuficiência renal).

**Dosagem:** 1 cápsula em 1 ou 2 refeições.

# Valeriana *(extrato de raiz)*

**Propriedades:** Equilibra o sistema nervoso (ação sedativa, anticonvulsivante e ligeiramente hipotensora).

**Indicações:**

- Ansiedade, insônia, depressão, taquicardia.
- Dores de cabeça, tensão arterial elevada, síndrome do intestino irritável.
- Espasmos gastrointestinais, dor estomacal.

**Dosagem:** De 1-2 cápsulas diárias às refeições.

# Vitamina A

**Propriedades:**

- Protege contra infecções.
- Essencial para a boa saúde dos olhos.
- Protege a pele, mantendo a sua elasticidade.
- Melhora a síntese proteica.
- Mantém os ossos saudáveis.
- Previne a anemia e promove o crescimento.
- Remove manchas da pele provenientes da idade.
- Promove o desenvolvimento de ossos fortes, pele, cabelos, dentes e gengivas.
- Participa na síntese de ARN.

**Dosagem:** 1 cápsula diária em uma das principais refeições.

# Vitaminas do complexo B

**Propriedades:**

- Facilita a conversão de carboidratos em glicose.
- É vital no metabolismo das gorduras e proteínas.
- Essencial para o bom funcionamento do sistema nervoso.
- Essencial para manter o tônus muscular e do trato intestinal.
- Essencial para a pele saudável, cabelo, olhos, boca e fígado.

**Dosagem:** 1 cápsula diária no café da manhã ou almoço.

# Vitamina B1

**Propriedades:**

- Participa do metabolismo dos hidratos de carbono.
- Efeito benéfico sobre os nervos.
- Melhora a atitude mental, por sua vez, o aumento da capacidade de aprendizagem.
- Melhora o desenvolvimento muscular do estômago, intestino e coração.
- Essencial para estabilizar o apetite e melhorar a digestão e a assimilação dos alimentos.
- Ajuda a prevenir a arterosclerose.

**Dosagem:** 1 cápsula diária em uma das principais refeições.

# Vitamina B2 *(cápsulas ou pó)*

**Propriedades:**

- Participa na assimilação de carboidratos, gorduras e proteínas.
- Necessária para a respiração celular e para manter pele, unhas e cabelos saudáveis.
- Ajuda no crescimento e reprodução.
- Promove a boa saúde ocular.
- Ajuda a regular o ácido orgânico.
- Ajuda a eliminar o benzeno do corpo, aumentando assim a eficácia do sistema imunológico.
- Melhora a circulação sanguínea.
- Ajuda na produção de glóbulos vermelhos.
- Ajuda na desintoxicação de ácido malônico nos rins.
- Ajuda na desintoxicação de cloro, álcool isopropílico, PCBs, tolueno e xileno.

**Dosagem:** 1 cápsula por dia (ou 300 mg) em uma das principais refeições.

## Vitamina B5 *(ácido pantotênico)*

**Propriedades:**
- Melhora a função suprarrenal.
- Aumenta a tolerância ao estresse.
- Ajuda a prevenir o envelhecimento prematuro.
- Suporta o sistema imunitário.
- Previne a artrite.
- Ajuda a desintoxicar os rins do ácido malônico.

**Indicações:**
- Alergias.
- Cansaço excessivo.
- Estresse.
- Sistema imunológico baixo.
- Perturbações nervosas.
- Bruxismo.
- Apoio à função renal.

**Dosagem:** 1 cápsula em uma das principais refeições.

## Vitamina B6

**Propriedades:**
- Participa na síntese enzimática.
- Participa na síntese de hemoglobina.
- Participa no metabolismo das gorduras.
- Ajuda na produção de ácido clorídrico.
- Transporta aminoácidos ao interior das células.
- Regula e facilita o início do sono.
- Ajuda a manter o equilíbrio entre sódio e potássio.
- Facilita a liberação de glicogênio do fígado e músculos para a produção de energia corporal.

- Ajuda a dissolver os cálculos renais.
- Ajudar a desintoxicar os rins do ácido malônico.

**Dosagem:** 1 cápsula diária em uma das principais refeições.

# Vitamina B8 *(Biotina)*

**Propriedades:**
- Essencial no metabolismo dos hidratos de carbono, proteínas e gorduras.
- Ajuda a manter pele e cabelos saudáveis.
- Indispensável para a saúde dos nervos.

**Indicações:**
- Fadiga e depressão.
- Problemas de pele, eczema, dermatite.
- Aumento dos níveis de colesterol.

**Dosagem:** 1 cápsula em uma das principais refeições.

# Vitamina B12

**Propriedades:**
- Essencial para o metabolismo normal do tecido nervoso.
- Participa do metabolismo de proteínas, gorduras e hidratos de carbono.
- Colabora com outras vitaminas, minerais e aminoácidos, para o bom funcionamento orgânico.
- Necessário para a síntese de DNA.
- Auxiliar no metabolismo de ácidos graxos.
- Desintoxicante celular.
- Participa da formação do sangue.
- Promove no crescimento e aumenta o apetite.
- Mantém o sistema nervoso saudável.
- Ajuda na desintoxicação dos rins do ácido malônico.

**Dosagem:** 1 cápsula diária em uma das principais refeições.

# Vitamina C *(cápsulas ou pó)*

**Propriedades:**
- Formação de colágeno e do tecido conjuntivo.
- Ajuda na cura de feridas e queimaduras.
- Promove a formação de glóbulos vermelhos do sangue, previne hemorragias.
- Combate infecções bacterianas e virais.
- Diminui a incidência de coágulos sanguíneos.
- Auxiliar no metabolismo de aminoácidos.
- Protetor contra agentes cancerígenos.
- Ajuda no metabolismo do cálcio.
- Antioxidante.
- Promove a absorção de ferro.
- Regula os níveis de colesterol no sangue.
- Ajuda na formação de dentes e ossos.
- Mantém capilares sanguíneos e órgãos sexuais saudáveis.
- Anti-histamínico (prevenção de reações alérgicas).
- Desintoxica orgânico de substâncias nocivas.
- Fortalecimento do sistema imunológico.
- Promove a longevidade.
- Ajudar a desintoxicação dos rins do ácido malônico.

**Dosagem:** De 1-2 gr. às refeições.

# Vitamina C não ácida

**Indicações:** Apropriado para pessoas com úlceras gástricas e gastrites.

**Dosagem:** De 1-2 gr. às refeições.

# Vitamina D

**Propriedades:**
- Ajuda na absorção de cálcio e fósforo.
- Estabiliza os sistemas nervoso e cardíaco.

- Favorece a correta coagulação sanguínea.
- Ajuda na síntese enzimática.

**Dosagem:** 1 cápsula de gelatina mole diária em uma das principais refeições.

# Vitamina E

**Propriedades:**
- Antioxidante.
- Melhora o funcionamento do sistema reprodutor masculino e feminino.
- Ajuda na assimilação de vitaminas.
- Ajuda na oxigenação muscular, aumentando a sua resistência e energia.
- Vasodilatadora.
- Evita a formação de coágulos sanguíneos.
- Ajuda no transporte celular, fortalecendo as membranas capilares e protegendo os glóbulos vermelhos do sangue.

**Dosagem:** A partir de 1-2 cápsulas de gelatina mole por dia às refeições.

# Zinco (gluconato)

**Propriedades:**
- Necessário para a produção de hormônios e insulina.
- Estimula o sistema imunológico.
- Protetor hepático.

**Indicações:**
- Processos de estresse.
- Manchas brancas nas unhas.
- Esterilidade e impotência.
- Baixa tolerância à glicose.

**Dosagem:** 1 cápsula em uma das principais refeições.

# Programas Clark de Limpeza Orgânica II

## Programa Desparasitante *(Ingredientes e instruções)*

**1) TINTURA DE NOGUEIRA** *(cáscara da noz da nogueira preta)*

Propriedades:
- Tratamento contra parasitas, bactérias, vírus e fungos.
- Melhora da motilidade intestinal.
- Desintoxicante Hepático.

Indicações:
- Em programas de desparasitação e qualquer infecção.
- Aplicação externa para fungo da pele e infecções genitais (aplicado na pele).

**Dosagem:** Entre 1 colher de chá de sobremesa (diluída em meio copo de água fria) e 3 colheres (diluídas em um copo de água fria), uma vez por semana. Beber lentamente em 10 -15 minutos. Tintura de nogueira, uma vez aberto o seu frasco, manter na geladeira.

**2) CRAVINHO**

Propriedades:
- Antisséptico.
- Antibacteriano.
- Antifúngico.
- Carminativo (estimula a motilidade gástrica).
- Estimula o apetite e a digestão.

Indicações: Em programas desparasitantes.

Dosagem: Até 9 cápsulas / dia.

### 3) ABSINTO

**Propriedades:**

- Anthelmíntico.
- Antibiótico.
- Emenagogo.
- Expectorante.
- Carminativo.

**Indicações:** Em programas desparasitantes.

**Dosagem:** Até 9 cápsulas / dia.

### 4) ORNITINA

**Propriedades:**

- Ajuda a remover a amônia do organismo.
- Ajuda a metabolizar o excesso de gordura corporal.
- Facilita o sono e o relaxamento.

**Dosagem:** De 2-4 gr. na hora de dormir.

## Limpeza Rins *(Ingredientes e instruções)*

### 1) CEREJA PRETA *(concentrado)*

**Propriedades:**

- Diurético.
- Desintoxicante Renal.
- Analgésico.
- Reumático.
- Antipirético.

**Indicações:** Na limpeza dos rins.

## 2) ERVAS PARA OS RINS

**Propriedades:**

- Fortalece o sistema imunológico.
- Desintoxicação celular (metais pesados, benzeno).
- Protetor hepático.
- Desintoxicante renal.

**Indicações:**

- Infecções.
- Alergias.
- Doenças degenerativas e neoplásicas.
- Previne a oxidação celular, e alterações celulares anormais.
- Intoxicações.
- Sujeira renal.

## 3) ÓXIDO DE MAGNÉSIO

**Propriedades:**

- Regula o colesterol sanguíneo.
- Regula o nível de glicemia no sangue.
- Ajuda na assimilação vitamínica e mineral.
- Participa como um mineral essencial para a transmissão intracelular de impulsos nervosos.
- Participa na reparação e manutenção de células e tecidos do corpo.
- Ajuda no crescimento orgânico.
- Essencial nos processos de contração e relaxamento muscular.
- Favorece a utilização correta das vitaminas B, C e D.
- Facilita a dissolução de pedras nos rins.

**Dosagem:** Uma cápsula 1 ou 2 refeições.

## 4) GENGIBRE *(raiz)*

**Propriedades:**

- Antisséptico, antitérmico, antitussígeno.
- Carminativo (estimula a motilidade gástrica), antiúlcera, antiemético (alívio dos sintomas relacionados com o enjoo, as náuseas e os vômitos).
- Analéptico (estimulante) respiratório e cardíaco.
- Anticonvulsivante, hipotensor e sedativo cardíaco.
- Desintoxicante Renal.

**Indicações:**

- Gripe, faringite, rinite, angina.
- Perda de apetite, digestão lenta.
- Tonturas, vertigens, diarreia, reumatismo.
- Inchaço (gases).
- Digestões pesadas.
- Na limpeza renal, ajuda a eliminar o ácido malônico dos rins.

**Dosagem:** A partir de 1-3 cápsulas diariamente.

## 5) SELO DOURADO *(tintura)*

**Propriedades:** Desintoxicante Renal.

**Indicações:** Limpeza renal.

## 6) UVA URSI

**Propriedades:**

- Antibacteriano do sistema urinário e protetor renal.
- Anti-inflamatório.
- Antiviral.
- Antioxidante.
- Desintoxicante de ácido malônico nos rins (principal causa de insuficiência renal).

**Dosagem:** 1 cápsula em 1 ou 2 às refeições.

## 7) VITAMINA B6

**Propriedades:**

- Participar na síntese enzimática.
- Participa na síntese de hemoglobina.
- Participa no metabolismo das gorduras.
- Ajuda na produção de ácido clorídrico.
- Transporta aminoácidos ao interior das células.
- Regula e facilita o sono.
- Ajuda a manter o equilíbrio entre sódio e potássio.
- Facilita a liberação de glicogênio do fígado e músculos para a produção de energia corporal.
- Ajuda a dissolver os cálculos renais.
- Ajudar a desintoxicação dos rins do ácido malônico.

**Dosagem:** 1 cápsula diária em uma das principais refeições.

# Limpeza intestinal *(Ingredientes e instruções)*

## 1) TINTURA DE NOGUEIRA *(cáscara da noz da nogueira preta)*

**Propriedades:**

- Tratamento contra parasitas, bactérias, vírus e fungos.
- Melhora a motilidade intestinal.
- Desintoxicante hepático.

**Indicações:**

- Em programas de desparasitação e qualquer infecção.
- Aplicação externa para fungo da pele e infecções genitais (aplicado na pele).

**Dosagem:** Entre 1 colher de chá de sobremesa (diluída em meio copo de água fria) e 3 colheres (diluída em um copo de água fria), uma vez por semana.

## 2) CÚRCUMA

**Propriedades:** As indicações terapêuticas da cúrcuma são para as doenças hepáticas, especialmente icterícia, colecistite (inflamação da vesícula biliar), cólica biliar e dispepsia. Frequentemente, devolve o apetite, que muitas vezes falta neste tipo de patologia. Não deve ser usada em caso de úlcera de estômago ou hemorragia intestinal.

**Indicações:**
- Problemas hepatobiliares, hepatite.
- Protetor hepático.
- Prevenção de tromboembolismo.
- Colelitíase (cálculos biliares).
- Colecistite (inflamação da vesícula biliar).
- Infecções bacterianas.
- Inflamações de todos os tipos.

## 3) ERVA-DOCE

- A principal virtude da erva-doce é ser um excelente remédio contra os gases – ajuda a eliminar os gases intestinais.
- Alivia essencialmente a dor intestinal e a flatulência de origem gastrointestinal, além de aumentar o apetite.
- É útil no tratamento de vários problemas gástricos, cujo objetivo é alcançar um efeito estimulante.
- Discreta atividade expectorante. Indicado para o tratamento de tosse crônica.
- A raiz tem virtudes diuréticas.
- A folha promove a cicatrização de feridas e estimula a motilidade gástrica.
- Ação antibacteriana.

**Propriedades:**
- Ajuda a eliminar gases intestinais.
- Antisséptico.
- Mucolítico (destruidor muco).
- Expectorante.
- Diurético.

- Infecções bacterianas.
- Ajuda a combater o mau hálito.

**Contraindicações:** Em caso de hiperestrogenismo.

**Dosagem:** 3 a 6 cápsulas em cada refeição.

## 4) ENZIMAS DIGESTIVAS

**Propriedades:**
- Facilitam a digestão de gorduras, proteínas e hidratos de carbono.
- Evitam a formação de gases intestinais, devido à fermentação do alimento não digerido.
- Inibem certas substâncias alergênicas que são ingeridas através dos alimentos.
- Previnem a inflamação e hipertrofia dos diversos órgãos que compõem o sistema digestivo, especialmente o fígado, pâncreas e vesícula biliar.
- Favorecem a limpeza e a desintoxicação corporal.
- Colaboram na redução da dor e inflamação de feridas e lesões, acelerando a cura.

**Dosagem:** 1-3 cápsulas a cada refeição.

## 5) BETAÍNA HCL

**Propriedades:**
- Elimina a gordura do fígado.
- Ajuda na digestão de proteínas no estômago.
- Ajuda na absorção de cálcio e ferro.
- Combate a acidez do meio gástrico.
- Provoca a secreção de pepsina.
- Melhora a absorção de vitaminas B e C.
- Ajuda a esterilizar os alimentos ingeridos.
- Impede a absorção de parasitas intestinais.
- Ajuda a desintoxicar os rins do ácido malônico.
- Elimina as bactérias clostridium do intestino.

**Dosagem:** A partir de 1-2 cápsulas às refeições.

### 6) ÓXIDO DE MAGNÉSIO

**Propriedades:**

- Regula o colesterol sanguíneo.
- Regula o nível de glicemia no sangue.
- Ajuda na assimilação vitamínica e mineral.
- Participa como um mineral essencial para a transmissão intracelular de impulsos nervosos.
- Participa na reparação e manutenção de células e tecidos do corpo.
- Ajuda no crescimento orgânico.

### 7) LUGOL *(solução de iodo)*

**Propriedades:** Antisséptico.

**Aplicações:** Em casos de infecções bacterianas, especialmente Salmonela e Shigella.

**Contraindicações:** Não utilize se houver alergia ao iodo.

**Dosagem:** 6 gotas dissolvidas em água, de 3 a 6 vezes por dia (antes de alimentos ou suplementos vitamínicos).

### 8) CÁSCARA SAGRADA

**Propriedades:**

- Melhora a digestão.
- Limpa o cólon.
- Aumenta o apetite.
- Desintoxica o organismo.

**Indicações:**

- Problemas ocasionais de constipação.
- Limpeza intestinal.

**Dosagem:** 1 cápsula diariamente às refeições.

# Limpeza do fígado

### 1) SAIS DE EPSOM

**Propriedades:**

- Laxante.
- Facilita a eliminação de toxinas.
- Ajuda a prevenir enxaquecas.

**Dosagem:**

- Em cápsulas: 1-3 cápsulas diárias 20 minutos antes das refeições.
- Pó:1 colher de sopa por dia.
- Em limpezas hepáticas: 15 cápsulas ou 4 colheres de sopa em cada ingestão.

### 2) ORNITINA

**Propriedades:**

- Ajuda a remover a amônia do organismo.
- Ajuda a metabolizar o excesso de gordura corporal.
- Facilita o sono e o relaxamento.

**Dosagem:** De 2-4 gr. na hora de dormir.

# Desparasitação de Áscaris *(Ingredientes e instruções)*

### 1) COENZIMA Q10. 400 MG

Doses consumidas pelo menos 400 mg, em jejum. Ajuda o organismo a eliminar os patógenos.

**Dosagem:** A partir de 1-9 cápsulas ao dia 20 minutos antes do café da manhã.

### 2) CISTEÍNA

**Indicações:** Desparasitante das larvas e ovos de Áscaris e Oxiúros.

**Dosagem:** 4 cápsulas ao dia, 20 minutos antes das refeições.

**3) AZEITE OZONIZADO** *(ozonizado durante 10 minutos)*
**Dosagem:** Entre 4 colheres de sopa e metade de um copo antes do jantar.

# Higiene Clark

### ÓLEO DE DAMASC
**Propriedades:**
- Estimula o processo de regeneração da pele.
- Melhora a elasticidade da pele.
- Alto valor nutritivo para a pele, rico em ácido oleico e ômega 6.

**Indicações:** Para todos os tipos de pele, incluindo a pele de bebês.

### ÁCIDO CÍTRICO *(em sachê ou embalados)*
**Indicações:**
- Limpeza máquina destiladora de água.
- Condicionador de cabelo.

### CLAREADOR DENTÁRIO *(Lixívia Dental)*
**Propriedades:** Colutório Dental sem imunossupressores tóxicos.

**Indicações:**
- Higiene bucal.
- Cicatrizante e antisséptico bucal.

**Dosagem:** 1-3 enxágue diário, diluindo-se ½ colher de chá de sobremesa em um pouco de água.

### BÓRAX *(borato de sódio)*
- É um mineral natural que vem de uma pedra branca e usado como detergente para a roupa, removendo manchas de louças e panelas, além de um excelente inseticida.
- Alternativa natural para o uso de produtos químicos tóxicos na limpeza doméstica.

### SET TALHERES

- Fabricados com material plástico resistente ao calor.
- Livre de substâncias tóxicas.

### PERÓXIDO DE HIDROGÊNIO

**Aplicações:**

- Em escovas de dentes para matar germes ou bactérias.
- Limpador de mesas e bancadas.

### PÓ DENTAL COM ORÉGANO

**Propriedades:**

- Antisséptico.
- Antifúngico.
- Analgésico.
- Cicatrizante.

**Aplicações:** Higiene dental diária.

### JOGO DE FACAS DE PLÁSTICO

- Fabricadas de material plástico resistente ao calor.
- Livre de substâncias tóxicas.

### BRISAS DE PRATA

É um spray desinfetante, baseado no efeito desinfetante da prata e no efeito oxidante de peróxido de hidrogênio.

É um dos poucos desinfetantes capazes de destruir películas bacterianas.

É inodoro, não irritante para as membranas da pele ou mucosas e não causa alergias. Não é cancerígena ou mutagênica.

É segura para seres humanos, animais e meio ambiente.

É eficaz contra fungos, bactérias e vírus.

Pode ser usado em camas de animais de estimação, geladeiras, almofadas, banheiros, colchões, panos de cozinha etc.

# Aparelhos Clark

## Caixa de Luz Espectro Total

- **Como Luz Ambiental:**
  - Potenciação do sistema imunológico.
  - Melhoria da função sexual e da digestão.
  - Incremento de energia.
  - Redução de fadiga ocular (por computadores, leituras etc.).
  - Aumento da capacidade de aprendizagem, concentração e produtividade.
  - Redução dos sintomas de fadiga crônica.
  - Melhoria do sono noturno.
  - Menor incidência de estados depressivos e aumento do bom humor.
  - Acelera a recuperação do Jet-lag.

- **Aplicação local:** Situado a cerca de 10 - 20 cm afastado da área de tratamento durante 10 -15 minutos, 1 - 3 vezes por dia:
  - Aumenta a atividade do sistema imunológico nas áreas a serem tratadas, ativando os leucócitos e multiplicando a sua capacidade de "devorar" patógenos e toxinas.
  - Ajuda a regular a produção de aldeído pirúvico e tioureia, que em pessoas com crescimento anormal é desregulado e é a causa do crescimento tumoral, de acordo com a Dr.ª Clark.

## Destiladora de Água

Elimina agentes patogênicos e substâncias tóxicas imunossupressoras que contenham água. Produz 4 litros de água destilada, cerca de 4 horas.

## Experimento 96

Dispositivo que se conecta ao varizapper. Permite realizar cópias homeográficas da frequência de órgãos, agentes patogênicos e toxinas.

## Fabricador de Prata Coloidal *(silver smart)*

**Propriedades de prata coloidal:**
- Antiviral.
- Antibacteriano.
- Antifúngica.
- É tão eficaz que apenas 5 partes por milhão (ppm) de prata coloidal destróem vírus, bactérias e fungos, em 3 ou 4 minutos.
- Uso externo ou interno. Útil em eczema, acne, picadas de mosquito etc.
- Pode ser usado em gotas nasais, ou gotas para os olhos.
- O fabricador produz uma diluição de 25 ppm.

**Dosagem:** Adultos, 3 colheres de sopa / dia.

## Barras de Prata

- 2 lingotes 100% de prata como reposição do Silver Smart.

## Filtro Antipolonio *(autorizado pela Dr.ª Clark)*

É um dispositivo que é conectado às tubulações de distribuição da água fria pelo imóvel.

Elimina todos os agentes patogênicos e agentes tóxicos, bem como a radioatividade da água.

# Filtro de Osmoses Inversa nimbus

Filtragem de água. Pode ser instalado em praticamente qualquer tipo de torneira e filtra cerca de 24 litros de água por dia. Elimina 99,9% de todos os agentes patogênicos e 97 - 99% de todos os metais pesados contidos na água.

A qualidade desta água é 10 - 20 microsiemens (água da torneira possui microsiemens 500 -1000, água destilada possui 5 microsiemens – (μS/cm)).

O filtro tem duração de aproximadamente um ano.

# IC Set

Necessário para usar com o Sincrômetro, bem como para realizar certos zappeos muito específicos.

## Ozonizador:

É um aparelho que permite eliminar agentes patogênicos em:

- Refeições.
- Bebidas.
- Meio Ambiente (limpeza do ambiente inteiro em casas, escritórios, consultórios etc.)

## Sincrômetro:

Aparelho criado pela Dr.ª Clark, que através de ressonância detecta vírus, bactérias, parasitas e fungos, tóxicos no corpo, suplementos etc.

Também usado para testar intolerâncias alimentares.

## Varizapper:

Este dispositivo emite uma frequência de varredura para eliminar agentes patogênicos no organismo, sejam eles parasitas, bactérias, vírus ou fungos.

Ao mesmo tempo que nos dá a polaridade norte, que é a correta para a saúde, já que quando um órgão fica doente sua polaridade torna-se sul.

Embora o varizapper seja usado regularmente, a Dr.ª Clark aconselha executar lembretes do desparasitante de ervas para chegar a áreas inacessíveis, como o interior do intestino, olhos, orelhas, testículos, abcessos dentários, ou o interior dos cálculos na bexiga e fígado, onde os parasitas se refugiam.

## Correreias Condutoras
### *(elétrodos corporais com velcro)*

Para aumentar o efeito de zappeo em áreas específicas do corpo. São fixados na zona superior dos músculos, por exemplo para aumentar o efeito do zappeo na zona urogenital e debaixo do abdómen.

## Elétrodos Adesivos para Varizapper

Realizar zappeo mais superficial. Apenas utilizados para localizar o efeito do zapeo para órgãos específicos. Ex. Ovários.

## Elétrodos de Tubo de Carbono Manuais

- Utilizados em pacientes com hipersensibilidade às pulseiras amarelas do Varizapper.
- O indivíduo deve estar sentado, colocando-se os elétrodos sob os pés descalços.
- São de dois tipos: Metálicos e Carbono.
- Metálicos devem ser revestidos com papel ou gaze. Já os de carbono podem ser colocados diretamente sob os pés.

## Pulseiras Amarelas para Aumentar o Efeito do Varizapper

Servem para ligar o varizapper ao indivíduo.
Podem ser colocadas em ambos os pulsos e tornozelos.

## Sapatos Condutores

Utilizam-se para zappeo mais longo ou se as pulseiras produzirem leve irritação em peles sensíveis.

# Pratos Zappeo
## *(zapping plates)*

É um dispositivo que se conecta ao varizapper. Por tanto, dirigimos toda a sua potência vibratória a um órgão em particular, aumentando o efeito benéfico da terapia.

- **Como usar:**

No prato direito coloca-se amostra do órgão que queremos zapear. Ao zapear um órgão isolado, estamos também lembrando a sua frequência, pois quando ele começa a funcionar mal, ou ficar doente, ela se perde.

# Varizapper de Alimentos
## *(em apenas 10 minutos)*

- Energiza comida e água.
- Desparasita comida e água, proporcionando-lhes a polarização norte.
- Impede a absorção de benzeno, corantes azo e fenóis dos alimentos.

# Varizapper Dentário
## *(Tooth Zappicator)*

É um aparelho que se assemelha a uma escova de dentes, quando conectado ao varizapper, limpas as gengivas, ajudando a eliminar os metais pesados, lantanídeos, corantes azoicos, solventes e outras substâncias que tenham sido acumuladas na boca ao longo dos anos.

As dentaduras de plástico, embora preferível ao metal, emitem corantes azoicos e ácido malônico.

Usando o varizapper dental, o plástico das próteses dentárias endurece, impedindo assim que se libertem substâncias tóxicas.

Esse procedimento deve ser realizado somente uma vez, visto que seu efeito é permanente.

Também elimina resíduos de mercúrio que permanecerem na boca, após a remoção do amálgama ou restaurações metálicas.

Para informações sobre os Cursos de Terapia Clark
visite nosso site: http://terapiaclarkbrasil.com.br/

ou acesse usando o QR Code

# CONHEÇA OUTROS LIVROS DO NOSSO CATÁLOGO

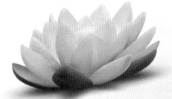

## CONHEÇA OUTROS LIVROS DO NOSSO CATÁLOGO

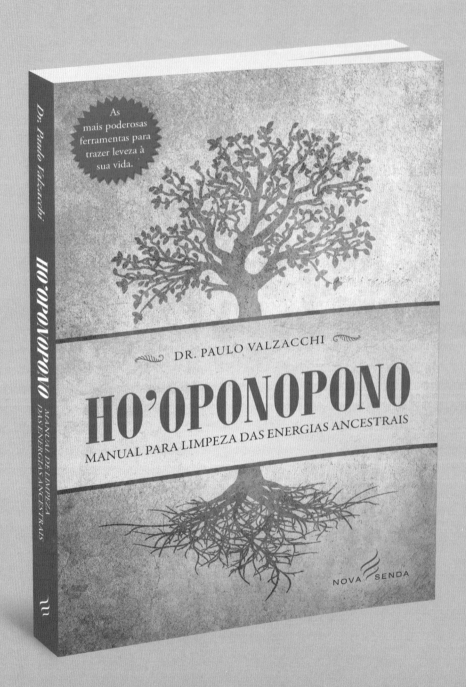

**CONHEÇA OUTROS LIVROS DO NOSSO CATÁLOGO**

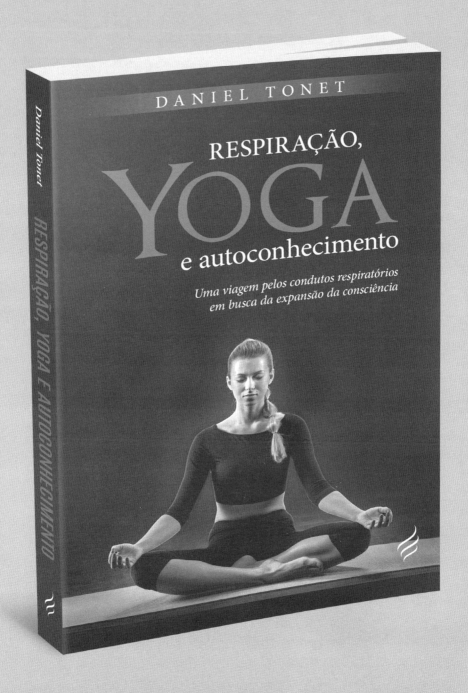

# CONHEÇA OUTROS LIVROS DO NOSSO CATÁLOGO

PREFÁCIOS DE: INGRID AUER • JULIANA DE'CARLI • HELOÍSA MIRANDA

## A Magia dos
# ANJOS
## e dos Seres da Natureza

Ilumine o seu dia a dia com orações, velas, ervas e cristais

JOANA BARRADAS
Fundadora da Organização Mundial para o Desenvolvimento Pessoal e Espiritual

NOVA SENDA